AF344236

DES EAUX DE SOURCE

ET

DES EAUX DE RIVIÈRE,

comparées

SOUS LE RAPPORT HYGIÉNIQUE ET SOUS LE POINT DE VUE INDUSTRIEL.

❊

Aquarum facultates animo reputare oportet. Quemadmodum enim gustu et pondere, ita et facultate, singulæ plurimùm differunt.

HIPPOCRAT. *De aere, aquis et locis.*

Non est dubium, quin vitæ, atque incolumitatis civium, et advenarum maximè intersit novisse, quænam in potum adhibitæ, salubres, quænam verò insalubres in unaquaque urbe sint aquæ.

LANCISI, *de nativis, deque adventitiis romani cœli qualitatibus.* (Cap. VII).

Lyon.—Impr. de Louis Perrin, rue d'Amboise, 6.

DES

EAUX DE SOURCE

ET DES

EAUX DE RIVIÈRE,

COMPARÉES

sous le double rapport hygiénique et industriel,

ET SPÉCIALEMENT

DES EAUX DE SOURCE
DE LA RIVE GAUCHE DE LA SAÔNE, PRÈS LYON,

Etudiées dans leur composition et leurs propriétés,
comparativement à

L'EAU DU RHONE,

PAR ALPHONSE DUPASQUIER,

Médecin de l'Hôtel-Dieu de Lyon ; — Professeur de Chimie médicale à l'École secondaire de médecine ; — Professeur de chimie appliquée aux arts et spécialement à la
teinture, à l'École Lamartinière ; — Doyen du Jury médical du département du Rhône ;
— Membre des conseils de salubrité de la ville et du département ; — Ex-président de
l'Académie royale des Sciences de Lyon ; — Ancien Secrétaire général de la Société de
médecine ; — Correspondant de l'Académie de médecine de Berlin, et des Sociétés de
médecine de Wurzbourg, Zurich, Marseille, etc.

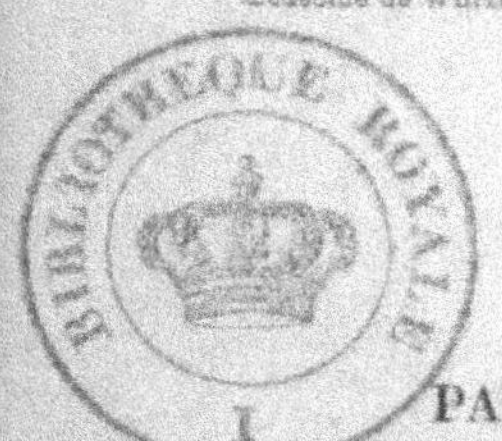

PARIS,	LYON,
J.-B. BAILLIÈRE, LIBRAIRE,	SAVY JEUNE, ÉDITEUR,
Rue de l'École-de-Médecine.	Quai des Célestins, 48.

1840.

A Monsieur Sauzet,

Président de la Chambre des Députés.

Monsieur le Président,

Ma vieille amitié vient vous offrir un témoignage public d'attachement et d'affection.

Dévoué, comme vous l'êtes, aux intérêts de la patrie lyonnaise, vous accueillerez, je n'en doute pas, avec bienveillance, l'hommage d'une œuvre, entreprise dans le but essentiel, d'éclairer de quelques lumières nouvelles, une question de haute importance pour notre ville.

Satisfaire un besoin du cœur n'est pas
d'ailleurs le seul mobile qui me fait placer votre
nom en tête de ce livre, écrit avec le désir d'être
utile à la ville de Lyon, notre commune mère :
je veux aussi, comme l'un de ses enfants, témoi-
gner par là, Monsieur le Président, de mon admi-
ration reconnaissante pour l'homme qui ajoute tant
à son illustration ; de mon respect profond pour le
citoyen, que son mérite seul a porté au premier
poste de l'État, et qui honore son pays, non moins
par la noblesse et la pureté de son caractère, que
par l'élévation de sa pensée et la grandeur de son
talent.

Agréez,

Monsieur le Président,

l'assurance d'un dévoûment, inaltérable comme
mon amitié.

Alph. Dupasquier.

Lyon, 1ᵉʳ janvier 1840.

PRÉFACE.

Le travail qui va être soumis au lecteur, n'était
destiné, dans l'origine, qu'à éclairer une question de
localité. Soit par attrait du sujet lui-même, soit
par devoir de position, comme médecin de l'Hôtel-
Dieu, comme membre des Conseils de salubrité de
Lyon et du département du Rhône, comme profes-

seur de chimie médicale et de chimie industrielle,
j'ai été successivement amené, à étudier dans toute
son étendue, la question générale qui s'y rattachait.
C'est ainsi que cette œuvre, où je ne devais parler
que des eaux de source de la rive gauche de la
Saône et des eaux du Rhône, s'est peu à peu trans-
formée en une sorte de *monographie des eaux potables*, où, ce qui est particulier et spécial à la ville de
Lyon, se mêle et se confond sans cesse avec les
considérations de pure science, applicables à tous
les temps et à tous les lieux.

Ce livre est donc le résultat d'un long travail :
deux années d'études et de recherches y ont été
consacrées.

Beaucoup de mes lecteurs seront étonnés, peut-
être, de l'extension donnée à un ouvrage sur la
question si simple et si connue, en apparence, des
eaux potables : leur étonnement n'égalera pas, cependant, celui que j'ai éprouvé moi-même, en reconnaissant tout ce qui restait à développer et même
à découvrir, touchant une matière aussi usuelle que
l'eau, dans un sujet d'une si haute utilité, pour l'industrie et pour la santé publique.

Qui aurait pu croire, en effet, que l'histoire chimique, hygiénique et industrielle de l'eau, de cette substance si abondamment répandue à la surface du globe, si nécessaire à l'homme et si usitée, après des milliers d'années d'usage et d'observations, et surtout après les grands travaux de la science moderne, laissait encore quelque chose à désirer, disons mieux, était incomplète en plusieurs de ses parties les plus importantes, et présentait, par conséquent, d'assez nombreuses lacunes à remplir ?

C'est pourtant ce que je reconnus, lorsque j'entrepris d'étudier cette question, avec la volonté de l'approfondir.

En effet, les principes posés par Hippocrate, relativement à la valeur hygiénique des eaux potables, de même que ceux établis par lui, sur tant d'autres points de médecine, sont encore, après un laps de vingt-quatre siècles, ce que la science possède de plus vrai et de plus positif. Dans les traités d'hygiène privée ou publique, dans les dictionnaires de médecine, dans les ouvrages des praticiens célèbres, on ne trouve que des articles ou des passages généralement peu développés, et qui ne contiennent que la iv

reproduction à peu près textuelle, ou du moins la paraphrase, des opinions du philosophe de Cos, sur les caractères des bonnes et des mauvaises eaux potables. — J'ajouterai que, malgré toutes les recherches possibles faites à ce sujet, je n'ai pu découvrir aucun traité spécial, où cette question si complexe, quoique si simple en apparence, soit examinée sous toutes ses faces, et avec tous les développements qu'elle exige.

Il y a plus: d'assez notables erreurs, touchant la potabilité des différentes espèces d'eaux, et relativement surtout à leur emploi et à leur action dans l'industrie tinctoriale, se sont profondément accréditées, non-seulement parmi le vulgaire, mais encore, je le dis à regret, chez quelques savants.

Ces lacunes dans l'histoire des eaux potables, j'ai tâché de les combler, — ces erreurs, de les détruire, par l'autorité des faits et des expériences.

Malgré le temps et les soins que j'ai consacrés à ce travail, bien que j'en aie médité les différentes parties, avec toute l'attention et la persévérance dont je suis capable, je n'ai cependant pas la prétention d'avoir épuisé la question hygiénique et in-

dustrielle des eaux. Comme ces montagnes qui sem-
blent s'élever et s'étendre, à mesure qu'on approche,
ou qu'on croit approcher de leur sommet, cette question grandit et se développe, son horizon s'éloigne et
recule dans l'espace, à chaque pas, à chaque recherche, à chaque examen nouveau; — arriver d'ailleurs au complet, à la perfection, à l'absolu, n'est
pas de l'homme et de sa science.

Mais, après tous les efforts que j'ai faits, pour ne
rien négliger dans l'étude de cette question, si je
considère que ma double position de chimiste-méde-
cin et de chimiste-technologiste, m'a donné la faculté
de porter l'investigation sur tous les points de son
étendue, ne me sera-t-il pas permis de croire, que
j'ai pu contribuer à l'éclairer quelque peu?

Les résultats auxquels je suis arrivé, ne sauraient
être, en effet, sans une certaine valeur, puisque
je n'ai cessé de procéder par la voie de l'observation
et de l'analyse, puisque toute opinion que j'avance
est la déduction logique, de faits presque toujours
nombreux, d'expériences directes et multipliées.

A cela, d'ailleurs, je me hâte d'ajouter encore, que
j'ai appelé à mon aide, toutes les lumières étrangères,

qui pouvaient m'aider dans mes recherches. Et , à cet égard, je dois des remercîments publics, aux savants et aux administrateurs , qui ont bien voulu s'empresser de répondre aux demandes que je leur ai adressées ou fait adresser , et m'ont fourni des renseignements , des faits, des analyses, ainsi que d'autres matériaux d'un grand intérêt. J'en dois aussi , aux habiles praticiens en teinture, qui , non-seulement m'ont fait participer aux fruits de leur précieuse expérience , mais ont mis encore le plus louable empressement, à m'assister dans des essais sur le savon et sur les matières colorantes ; essais qui avaient pour but, de déterminer l'action comparative de l'eau du Rhône et des eaux de source des bords de la Saône , sur ces substances ; et dont le résultat, devenu authentique par leur présence , a nécessairement acquis une grande valeur, de leur concours et de leur témoignage.

C'est donc avec confiance, que j'appelle l'attention du lecteur , sur les aperçus nouveaux que présente ce travail , et principalement sur les points suivants:

1° L'influence de la température des eaux potables sur l'économie animale ;

2° L'utilité de la présence dans l'eau, de certaines substances étrangères à sa constitution at mique;

3° La distinction à établir entre les divers sels calcaires, contenus dans les eaux potables, relativement à leur emploi hygiénique et industriel;

4° L'action comparée des différents sels calcaires sur le savon;

5° Le rôle assigné par la nature au carbonate de chaux, dans l'acte de la digestion, et l'influence de ce sel, sur les principes colorants des matières tinctoriales.

Comme ce travail est destiné autant aux administrateurs et aux citoyens éclairés de toutes les classes, qu'aux savants de profession, j'ai dû souvent entrer dans des détails explicatifs, inutiles pour ces derniers, et multiplier surtout les démonstrations et les résumés. J'espère donc qu'on n'arguera pas contre l'écrivain, des efforts qu'il a faits pour être simple, clair, pour être enfin compris de tout le monde. Par ces détails, aussi précis qu'il m'a été possible de les donner, je suis allé, du reste, au devant du contrôle des opinions que j'ai émises, et de la vérification des expériences que j'ai faites. On jugera, viij

sans doute, comme l'auteur, que l'importance de la
matière exigeait des explications positives et nette-
ment exprimées.

____

P. S. Pendant que je me livrais à ce travail, une
Commission, créée par un arrêté de M. le Préfet du
Rhône, s'occupait, sur la demande de ce magistrat,
de l'examen des divers systèmes, proposés pour établir
des distributions d'eau potable, dans les communes
formant la grande agglomération lyonnaise. Depuis
que ce livre est imprimé, j'ai eu connaissance des
conclusions de son rapport ; et je n'ai pas été
peu satisfait, d'apprendre qu'elle était arrivée à des résultats qui concordent avec ceux de mes propres études.
Cette circonstance est d'autant plus heureuse, sous le
point de vue des intérêts de la ville de Lyon, comme
sous celui de ma satisfaction personnelle, que cette
Commission, prise dans différentes spécialités de la
science, était composée de savants, dont le nom,
comme la position, inspire la plus haute confiance.

— L'un de ses membres, M. Fournet, dont les belles recherches, sur la constitution de notre sol, sont si justement appréciées, par les nombreux auditeurs de ses leçons à la Faculté des sciences, a fait, à ce sujet, un travail géologique et hydrographique d'un grand intérêt, sur les environs de Lyon, et spécialement sur le delta de la Bresse : une partie de ce Mémoire, est déjà publiée, dans les *Annales de la Société d'agriculture de Lyon.*

Lyon, le 2 janvier 1840.

❋

TABLE DES CHAPITRES

ET DE DIFFÉRENTES PIÈCES ET NOTES A CONSULTER.

DES EAUX DE SOURCE

ET

DES EAUX DE RIVIÈRE,

ET SPÉCIALEMENT

DES EAUX DE SOURCE DE LA RIVE GAUCHE DE LA SAONE,
Près Lyon,

COMPARÉES A L'EAU DU RHÔNE.

INTRODUCTION.

Etat de la question des eaux potables à Lyon.

Lyon, placé au confluent d'un fleuve et d'une grande rivière ; Lyon, presque entouré de collines, d'où coulent de nombreuses sources d'eau vive ; Lyon, qui, par la double importance de sa population et de son industrie, réclamerait plus que toute autre ville, des fontaines publiques multipliées, une libérale distribution d'eau fraîche et limpide ; Lyon n'a que des eaux crues, ou chargées de principes putrides, qu'elles dissolvent en filtrant près des fosses d'aisance; dans un

terrain formé de toutes sortes de débris : eaux,
d'ailleurs insuffisantes, pour les besoins de ses
habitants, insuffisantes surtout pour la propreté
de la voie publique.

Les Romains, qui avaient doté leur capitale
d'une si belle et si abondante distribution d'eau
potable, n'oublièrent pas l'antique Lugdunum :
les magnifiques restes d'aqueducs, debout encore sur différents points de notre sol, témoi-
gnent avec quelle intelligente sollicitude, ils
pourvoyaient aux besoins de leurs populations.

Mais, chez les Romains, tout se faisait dans un
système d'unité, d'une manière large et gran-
diose : chez nous, on opère sans ensemble, dans
des proportions étroites, mesquines, et le plus
souvent, on abandonne à l'intérêt et au caprice
de chacun, ce qui devrait être le fait de tous.

S'agit-il, par exemple, comme à Lyon, de
fournir à une ville, ce qui est de première nécessité pour elle, une abondante quantité de bonne
eau potable ? Au lieu de créer un système général
de distribution, on trouve plus commode et plus
simple, de laisser chaque quartier, chaque propriétaire, forer des puits, dans une terre in-
fectée de matières putrides, pour en faire jaillir à
grand'peine, par le moyen de pompes, quelques

misérables filets d'une eau chargée de toutes sortes d'impuretés.

Reconnaissons, cependant, que cette incurie, si préjudiciable à la santé des habitants de notre ville, ne doit pas être reprochée à tous ceux qui avaient mission de l'éclairer ou de pourvoir à ses besoins : quelques bons esprits, quelques administrateurs désireux d'accomplir leur devoir de paternelle sollicitude, ont voulu, à différentes reprises, doter notre population lyonnaise, d'une abondante fourniture d'eau potable.

Trois fois, l'Académie royale des sciences, belles-lettres et arts de Lyon, a mis au concours le sujet de cette question : *Quels sont les moyens les plus faciles et les moins dispendieux, de procurer à la ville de Lyon, la meilleure eau qu'elle puisse obtenir, et d'en distribuer une quantité suffisante.*

La première fois, c'était en 1770, le concours ne produisit rien de satisfaisant ; mais, plus tard, la même question ayant été de nouveau proposée, et à deux reprises différentes, un des Mémoires envoyés à l'Académie royale, fut couronné par cette compagnie. Cependant, le projet approuvé resta sans exécution.

En 1808, la même question, avec de plus

grands développements, fut de nouveau mise au concours ; il n'eut point de résultats.

En 1833, enfin, l'Académie proposa encore cette même question, formulée dans les termes suivants : *Indiquer le meilleur moyen de fournir à la ville de Lyon, les eaux nécessaires pour l'usage de ses habitants, pour l'assainissement de la ville et les besoins de l'industrie lyonnaise.* Cette fois, le prix fut obtenu par M. Thiaffait. Cet honorable citoyen, dans un Mémoire très remarquable, proposa, le premier, d'amener à Lyon, les eaux de source de la rive gauche de la Saône, et de dériver particulièrement, les principaux cours d'eau du territoire de Roye. Il se fondait sur cette idée, développée dans son travail : qu'il y aurait de l'inconséquence, à demander à des moteurs créés et entretenus à grands frais, des eaux que l'on peut obtenir par le simple effet de leur écoulement naturel.

Mais, avant cette dernière époque, quelques tentatives avaient déjà été faites, pour établir à Lyon, un bon système de distribution d'eau. Ainsi, en 1824, M. Rambaud, alors maire de Lyon, avait fait un appel public, aux compagnies qui voudraient fournir à la ville, trois mille mètres cubes (trois millions de litres) d'eau potable , par vingt-quatre heures. Malheureusement cet appel était resté sans résultats.

Quelques années plus tard , un autre maire de Lyon , M. Lacroix-de-Laval , avait renouvelé la même tentative , sans réussir mieux que son prédécesseur. Une compagnie , cependant , s'était présentée ; un emprunt même avait été fait à cette occasion : mais on n'avait pas cru devoir, en définitive, accepter les conditions proposées (1), et l'emprunt était allé s'engloutir , dans la construction du Grand-Théâtre.

Sous l'administration de M. Prunelle, en 1832, une distribution partielle d'eau du Rhône, a été établie comme essai, dans quelques quartiers de la division du nord. — Il n'y a donc qu'une bien petite partie de la ville , qui jouit de cette amélioration ; encore est-il nécessaire d'ajouter , que l'eau , non rafraîchie en été , toujours plus ou moins trouble , puisqu'elle n'est pas filtrée , présente de très notables inconvénients , pour les différents emplois auxquels elle est destinée.

(1) Cette compagnie demandait deux cent mille francs, par année, pendant un siècle , pour fournir trois millions de litres d'eau par jour. La municipalité lui offrit vainement la somme annuelle de cent soixante mille francs.

L'administration municipale actuelle, à laquelle il faut rendre cette justice, de reconnaître qu'elle s'est signalée par de nombreux travaux d'utilité publique, s'occupe, depuis plusieurs années, avec une sollicitude toute paternelle, de procurer à notre ville, une abondante et générale distribution de bonne eau potable : tout porte à croire, que Lyon lui devra bientôt, cette amélioration si nécessaire et si importante.

Ainsi donc, il est établi en principe, qu'il faut à notre ville, une distribution considérable d'eau fraîche, limpide, et que cette distribution aura lieu incessamment. Mais à quel système devra-t-on s'arrêter ; car, Lyon est assez favorisé par la nature, pour avoir à choisir entre des eaux de rivière et des eaux de source ? — Élèvera-t-on l'eau du Rhône, après l'avoir filtrée ; ou bien amènera-t-on, par un canal de dérivation, les principaux cours d'eau de la rive gauche de la Saône ? C'est là une question bien digne, on en conviendra, d'être soigneusement examinée.

L'autorité, soit départementale, soit municipale, a trop prouvé sa ferme volonté d'assurer le bien-être de la population lyonnaise, pour que l'on puisse mettre en doute son désir de connaître la vérité, de savoir ce qui convient le mieux pour la santé des habitants, pour les besoins de l'industrie ; elle accueillera certainement avec intérêt, les travaux qui pourront l'aider à établir, d'après des faits positifs, quels sont les avantages et les inconvénients respectifs des deux systèmes.

Je lui présente donc avec confiance, ainsi qu'à tous les hommes qui s'occupent, à des titres divers, du bien-être public, le résultat de mes réflexions et de mes recherches, sur cette importante question. Engagé, par les honorables citoyens qui ont pris l'initiative d'un vaste projet de dérivation d'eau de source, à étudier la composition des eaux de Ronzier, de Fontaine et de Neuville, qui, suivant ce projet, seraient réunies à celles de Roye, analysées en 1835, par M. Boussingault (1), j'ai dû hésiter d'autant moins

(1) M. Boussingault était alors doyen de la Faculté des sciences de Lyon, où il occupait la chaire de chimie. — Si notre ville avait possédé ce savant en 1838, nul doute qu'on n'eût eu, de nouveau, recours à ses lumières, pour les analyses que j'ai été appelé à faire, à la suite des siennes. Mon travail est donc, pour ainsi dire, en ce point, la continuation de celui de M. Boussingault. En raison de cette circonstance, j'ai cru devoir soumettre à son appréciation, le manuscrit contenant les résultats de mes études sur les eaux potables ; je le

qu'en ma double qualité de médecin et de chimiste, c'était pour moi, en quelque sorte, un devoir.

Je déclare, au reste, que ce n'est point ici un travail apologétique d'un système contre un autre. On ne m'a pas proposé, et je n'eusse point accepté, de me faire l'avocat du projet de dérivation*: on s'est adressé à moi comme expert, et c'est comme tel, que je viens donner mon opinion. Primitivement, je n'avois même promis que des analyses chimiques. Si, plus tard, je suis entré dans l'examen de la question de préférence, c'est volontairement, de mon propre mouvement, parce que j'ai cru faire une chose utile à mes concitoyens, et que cette question d'ailleurs, m'a paru être des plus intéressantes.

priais, en même temps, de vouloir bien le remettre à l'Académie royale des sciences de Paris, si toutefois, après examen, il le croyait digne de cet honneur. On jugera, dès-lors, de la satisfaction que j'ai éprouvée, en apprenant que mon vœu s'était réalisé, et que mon travail entier, tel qu'on va le lire, avait été présenté à l'Institut de France, par un de ses membres les plus éminents, par un savant que M. Al. de Humbold a appelé, dans un ouvrage imprimé, *l'un des physiciens voyageurs, les plus distingués des temps modernes.*

CHAPITRE PREMIER.

Description générale des sources de Roye, de Ronzier, de Fontaine et de Neuville.

Le Rhône et la Saône, avant d'opérer leur jonction, sont séparés par le vaste plateau de la Bresse, dont l'extrémité méridionale, se prolonge en forme de delta, jusqu'à Lyon.

L'élévation de ce plateau, dans l'espace compris entre Trévoux, Montluel et Lyon, est généralement de quatre-vingt-cinq à cent mètres, au dessus de l'étiage de la Saône. Près du clos de Roye, comme près des portes de la Croix-Rousse, il est exactement élevé de quatre-vingt-dix mètres, à partir du même niveau ; et si l'on excepte les dépressions, produites par quelques vallées transversales, telles, par exemple, que celles de Sathonay, de Fontaine, de Neuville, sa surface, qui ne présente que de faibles inégalités, est à peu près à la même hauteur, d'un versant à l'autre.

Toute cette étendue de terrain, est formée par un grand dépôt d'alluvion, antérieur à notre âge géologique, composé de couches irrégulières de terres argileuses, de galets, de sables et de poudingues à ciment calcaire.

Sur le versant occidental de ce plateau, à peu de distance du bassin de la Saône, prennent naissance de nombreux ruisseaux d'eau vive, fraîche et limpide, dont plusieurs ont un volume considérable à leur origine. Ainsi, à partir de Roye, jusqu'au vallon de Torrières, près Neuville, c'est-à-dire dans l'espace de six kilomètres, on ne trouve pas moins de quatre forts cours d'eau, qui coulent de l'est au sud-ouest, et vont bientôt se jeter dans la Saône, après avoir servi aux travaux d'un petit nombre de moulins à blé.

Les eaux de ces quatre belles sources, de même que celles des ruisseaux de moindre volume qui les avoisinent, présentent dans leurs propriétés physiques, ainsi que dans leur composition chimique, une telle analogie, que l'on ne peut se refuser à leur attribuer un même point de départ, une origine toute semblable.

Mais quelle est cette origine ? — Ces eaux

viennent-elles de quelque réservoir souterrain, alimenté par les iufiltrations du Rhône supérieur? Seraient-elles le résultat d'une dérivation du lac de Nantua ? Ne sont-elles pas plutôt, comme Bernard de Palissy l'a pensé de la généralité des sources (1), simplement dues aux eaux pluviales, lesquelles tombant sur le plateau , traversent les couches de sables et de galets, arrivent à cette profondeur où la température du sol est invariable , y acquièrent cette uniformité de chaleur qui les fait paraître froides en été , chaudes en hiver , et finissent par se faire jour dans la vallée de la Saône , après avoir été rassemblées par un lit d'argile imperméable, ou par la résistance que leur opposent les roches primordiales , sur lesquelles s'est déposé le terrain de sédiment. On ne peut former, à cet égard , que des conjectures plus ou moins probables. Mais fort heureusement , il est peu nécessaire de résoudre cette difficulté, pour arriver à une solution satisfaisante de la question qui m'occupe.

(1) Quand j'ai eu bien longtemps considéré les causes des sources des fontaines naturelles, et le lieu où elles pouvaient sortir , j'ai reconnu directement, qu'elles ne procédaient et n'étaient engendrées sinon des pluies. — Bernard de Palissy , édit. de Faujas , pag. 273.

Les eaux de Roye, de Ronzier, de Fontaine et de Neuville, sont-elles de bonne qualité, ne laissent-elles rien à désirer, relativement à leur emploi hygiénique, et sous le rapport de leur application aux besoins de l'industrie lyonnaise? Voilà ce qu'il importe réellement de connaître.

Une autre question, cependant, se rattache à celle-ci : c'est celle de savoir, s'il faut préférer au système de la dérivation des eaux de source des bords de la Saône, celui qui consiste à élever l'eau du Rhône, par des moyens mécaniques. Chacun de ces deux systèmes a ses partisans et ses adversaires ; lequel mérite réellement d'être préféré ?

Pour établir cette préférence, sur des motifs d'une valeur réelle, plusieurs questions se présentent à résoudre :

1° Celle relative à la quantité, et aux plus ou moins grandes difficultés de transport et de distribution.

2° La question non moins importante, de la nature chimique des eaux de source, comparée à celle de l'eau du Rhône, des qualités hygiéniques des unes et des autres, des avantages et des inconvénients de leur emploi, dans l'industrie et particulièrement dans la teinture.

Résoudre la première question, n'est point une affaire de ma compétence : on sait d'ailleurs, qu'elle a déjà été résolue, par des hommes spéciaux, dont le mérite et le savoir, ne peuvent qu'inspirer une entière confiance. Tout récemment encore, M. Mondot de Lagorce, ingénieur en chef des ponts et chaussées du département du Rhône, lequel avait reçu, par un arrêté de M. le Préfet, la mission de jauger les cours d'eau compris dans le système de dérivation, de Roye à Neuville, et jusqu'au ruisseau de Feytan, mission qu'il a remplie à la fin de l'été de 1838, a déclaré dans son rapport (1) : *Qu'il est possible et même très facile, d'amener à Lyon, à la hauteur du bassin du Jardin-des-Plantes, un volume de* VINGT-DEUX MILLIONS DE LITRES PAR VINGT-QUATRE HEURES, *d'une eau de source de la limpidité la plus parfaite, qui conservera sa fraîcheur naturelle en été, et qui, durant les hivers les plus rudes, pourra courir en ruisseaux, dans les rues, pendant un certain espace de temps, sans se geler.* D'après des conclusions aussi précises, formulées dans un rapport officiel, par un savant

(1) On le trouvera à la suite de ce Mémoire, p. 343.

ingénieur, qui occupe un rang élevé dans le corps royal des ponts et chaussées, la question de quantité est tranchée : le système ayant pour but la dérivation des eaux de source de la rive gauche de la Saône, peut en fournir à la ville, *deux ou trois fois plus qu'elle n'en demande*, pour les besoins de sa population.

La permanence de ces eaux, ne peut également être mise en doute : le passé répond pour elles de l'avenir ; et sur ce point, comme sur tant d'autres, les faits doivent avoir plus d'autorité que les raisonnements. Un ingénieur distingué, à qui notre ville doit un de ses ponts les plus élégants, a exprimé cette opinion, que les eaux de Roye, dérivées à Lyon, il y a dix-sept ou dix-huit siècles, alimentaient la naumachie, qui a existé sur la partie centrale de l'emplacement actuel du Jardin - des - Plantes. Cet ingénieur pense même, avoir retrouvé les traces de l'ancien canal, construit jadis pour y amener ces eaux de source. D'une autre part, des titres authentiques, provenant de la famille de Villeroi, qui possédait, il y a fort longtemps, le parc et la seigneurie de Neuville, établissent d'une manière positive, que les sources de cette localité existaient, dans un état à peu près semblable à celui d'aujourd'hui,

au milieu du douzième siècle ; on sait, de plus,
par des chroniques relatives à la fabrique de
Lyon, qu'en 1670, *un teinturier italien, établit
un moulinage de soie, sur le ruisseau de Neuville-l'Archevêque*, précisément vers la fontaine
de Lavosne, où se trouve maintenant une indiennerie. — Voilà pour la permanence que j'appel-
lerai séculaire.

Quant au genre de permanence que l'on pourrait appeler annuelle, du moment qu'on admet,
avec M. Arago et les plus savants physiciens et
géologues, que toutes les eaux, sur ou dans le
sol, sont dues au phénomène de la pluie, lequel
est produit lui-même par l'évaporation incessante des mers, et par celle de toutes les autres
masses liquides, en contact avec l'air, on est
amené à reconnaître deux choses : 1° que la quantité d'eau pluviale, dans un lieu quelconque,
doit varier, par le seul fait des hasards météorologiques, non-seulement d'une année à l'autre,
mais encore d'une période de cinq, ou dix ans,
à une autre période égale ; 2° que la quantité de cette même eau, tombée dans un espace
de temps beaucoup plus long, d'un siècle, par
exemple, doit être toujours semblable à celle
d'un espace de temps identique, puisque d'après

la loi immuable de l'évaporation, il ne pleut, ni moins ni plus, une année que l'autre, sur l'ensemble de la surface du globe.

D'après ces données, il ne faut donc pas s'étonner, si, à la suite d'une série de six à sept années consécutives de grandes sécheresses, des cours d'eau qui ont la permanence séculaire, éprouvent, pourtant, quelque diminution dans leur volume (1); c'est du contraire qu'il faudrait s'étonner, s'il avait lieu.

Or, M. l'ingénieur a fait ses jaugeages, précisément après une période semblable, la plus longue, dont les habitants de nos campagnes aient gardé le souvenir.

On trouvera, à la suite de ce Mémoire, des tableaux d'observations météorologiques intéres-

---

(1) Cette diminution doit être d'autant plus forte, que leurs canaux souterrains sont plus rapprochés de la surface du sol. Cela explique pourquoi la fontaine Camille, qui coule à Neuville, et le ruisseau de Fontaine, qui prend naissance dans le clos de M. de Virieux, ayant l'un et l'autre leur source de vingt-cinq à trente mètres (quatre-vingt-cinq pieds environ), plus près de la partie supérieure du plateau, que les autres cours d'eau des mêmes localités, ont éprouvé, de 1832 à 1838, une notable diminution, tandis que ces derniers, pris collectivement, n'ont pas varié d'une manière appréciable.

sants à plus d'un titre; ce sont des relevés de quantités d'eaux de pluie tombées dans des contrées à l'est, au nord et au midi de la nôtre, sans sortir néanmoins du bassin du Rhône, c'est-à-dire à Genève, à Mâcon et à Marseille. Celui de Genève comprend cinquante-quatre années, celui de Mâcon, dix-huit, et celui de Marseille, seize. (De semblables observations ne sont faites que depuis trois ans seulement à l'observatoire de notre ville.)

En réunissant les chiffres de ces trois relevés, et en prenant seulement les douze années qui ont précédé celle où M. l'ingénieur a fait ses opérations, on trouve que la moyenne de la quantité annuelle d'eaux de pluie tombées pendant six ans, de 1826 à 1831 inclusivement, a été, à Genève, de . . . . $30^{p.}\ 9^{lig.}$

à Mâcon, de . . . . $53\ \ 7$ } Moyenne des trois villes, $27^{p.}\ 6^{lig.}$

à Marseille, de . . . $18\ \ 1$

et pendant les six années suivantes, de 1832 à 1837 inclusivement,

à Genève, de. . . . . $23^{p.}\ 7^{lig.}$

à Mâcon, de . . . . $29\ \ \text{\guillemotright}$ } Moyenne des trois villes, $23^{p.}\ 1^{lig.}$

à Marseille, de . . . $16\ \ 8$

Ainsi, la moyenne de la dernière période de six ans comparée à celle de la période précédente, forme une différence, ou en d'autres termes, une diminution de pluie de 4 pouces 5 lignes par année, c'est-à-dire, d'un peu plus du sixième. Mais si l'on prenait isolément l'année 1837, on en trouverait une bien autrement grande; il n'y a eu, en effet, en 1837,

à Genève, que . . . . 19^P $4^{lig.}$
à Mâcon, que . . . . 29 » — Moyenne des trois villes, $19^P.5^{lig.}$
à Marseille, que . . 9 11

ce qui fait, pour cette année, une différence de 8 pouces 1 ligne, plus du quart de la quantité d'eaux tombées annuellement de 1826 à 1831, quantité qui représente à peu près la moyenne ordinaire calculée sur un laps de temps un peu long. Et cette année 1837, la plus sèche de toutes celles d'une longue série, est celle sous l'influence de laquelle se trouvaient les sources du versant occidental du plateau de la Bresse, quand M. l'ingénieur les a jaugées.

Il ne faudrait donc pas s'étonner, comme je l'ai dit, si ces sources avaient subi un amoindrissement momentané dont la cause serait si naturelle. Toutefois, il paraît que la profondeur et l'étendue des régions souterraines d'où elles sortent, sont de nature à protéger la presque totalité d'entre elles, aussi bien contre les pé-

riodes de sécheresses continues de six ou sept
années, que contre l'ardeur des étés les plus
chauds; car ayant été dans le cas de les visiter
fréquemment, à toutes les époques de l'année,
pour les expériences dont j'aurai à parler dans
les chapitres suivants, je les ai constamment
trouvées dans le même état, sous le rapport du
volume comme sous tous les autres rapports;
et je pourrais, s'il en était besoin, joindre mon
témoignage à celui de M. l'ingénieur en chef
consigné en ces termes dans son rapport :

« Il m'a été déclaré par les gens du pays,
« et notamment par les meuniers, que, pen-
« dant les plus grandes chaleurs de l'été, les
« sources ne descendent pas d'une manière sen-
« sible au dessous du point où elles étaient
« lorsque je les ai mesurées. A la fin du mois
« d'août dernier, dont la durée, ainsi que celle
« des mois de juillet et de juin, a été marquée
« par une grande sécheresse, j'avais fait une
« visite préalable des lieux, et j'ai reconnu par
« quelques points de repère, que les hauteurs
« d'eau étaient alors les mêmes qu'à l'époque
« des jaugeages; en sorte qu'elles n'ont point
« été influencées par les pluies, d'ailleurs peu
« abondantes, qui ont eu lieu au mois de sep-

« tembre. J'ai eu l'attention de ne faire les
« opérations qu'en très beau temps fixe, et
« lorsque l'abaissement du niveau de la Saône
« indiquait que je pouvais me considérer comme
« étant au moment de l'étiage. L'inspection des
« sources et de certains conduits en maçonnerie
« où elles coulent, fait reconnaître, par des vé-
« gétations et des sédiments, la trace du niveau
« des eaux. Cette trace n'éprouve évidemment
« que de faibles variations. »

Ainsi, il résulte des tableaux d'observations
météorologiques, et des différentes circonstances
qui viennent d'être mentionnés, que l'on peut
raisonnablement prévoir, non la diminution des
eaux de source que M. l'ingénieur a jaugées,
mais leur augmentation. Dans tous les cas, il
ne me paraît pas possible d'établir le moindre
doute sur la permanence d'un service de fourniture entretenu par ces eaux.

Quant aux difficultés plus ou moins grandes
que peuvent présenter le transport et la distribution de ces eaux et de celles du Rhône,
cette question n'en est pas une pour l'intérêt
public : elle ne l'est réellement que pour l'intérêt privé des compagnies qui se chargeront
de l'une ou de l'autre entreprise. Qu'importe,

en effet, à la population lyonnaise , de savoir
quels obstacles il faudra vaincre pour élever
l'eau du Rhône , quelles difficultés on rencon-
trera pour dériver les eaux de source : des
compagnies ne se chargent-elles pas, à leurs
périls et risques, et en donnant toutes les garanties désirables, de distribuer l'eau demandée ,
soit par l'un, soit par l'autre système ?

Reste la seconde question, celle relative à la
qualité : les eaux des sources de Roye , de Ronzier , de Fontaine et de Neuville , sont-elles de
bonne nature , peuvent-elles convenir pour les
usages hygiéniques et pour les besoins de l'industrie ? celles du Rhône doivent-elles leur être
préférées ?

Voilà ce qu'il s'agit de résoudre , voilà le
point sur lequel l'autorité doit porter toute son
attention. Je vais, en conséquence, m'en occuper exclusivement.

Pour procéder avec ordre à cet examen, j'in-
diquerai d'abord les propriétés physiques et la
composition de chaque eau en particulier, après
quoi je démontrerai qu'il y a entre elles de telles
ressemblances, soit apparentes , soit chimiques,
une analogie si parfaite de nature, que l'on peut
les considérer comme identiques. J'examinerai

ensuite, d'une manière générale, à quels caractères on peut reconnaître qu'une eau a toutes les qualités nécessaires pour l'emploi hygiénique, et pour les opérations industrielles.

Enfin, je terminerai en présentant le parallèle de l'eau du Rhône avec les eaux de source des bords de la Saône, sous le double rapport de l'hygiène et de l'industrie.

CHAPITRE DEUXIÈME.

*Examen physique et chimique des eaux
de Roye, de Ronzier, de Fontaine
et de Neuville.*

1° — EAU DE ROYE.

Le cours d'eau de Roye, l'un des plus considérables parmi ceux du versant occidental du plateau de la Bresse, a son point d'émergence dans la propriété de MM. Coubayon et Wetter, située en face de la riche commune de Collonges. Connue sous le nom de clos de Roye, cette propriété s'étend, du nord au sud, entre la Saône et le chemin de Fontaine à Lyon, dans une longueur de seize cent quarante mètres, c'est-à-dire, de plus d'un tiers de lieue.

Cinq sources principales surgissent à peu près au centre du clos de Roye, dans l'escarpement même de la colline, à des niveaux qui varient entre un peu plus et un peu moins de quarante mètres au dessus de l'étiage de la Saône.

Ces cinq sources réunies pour former un seul ruisseau, versent leur produit dans un vaste réservoir qui le distribue à un établissement d'indiennerie situé au pied de la colline, et dans le clos même. Ce produit est considérable, puisqu'il sert de moteur à cinq roues hydrauliques, et, selon M. Thiaffait (1), il suffirait seul aux besoins de la population lyonnaise, si, l'on y réunissait surtout, l'eau d'une grande quantité de petites sources qui filtrent dans différentes parties du sol et qui vont se perdre inutilement dans lit de la Saône.

L'eau des sources de Roye, qui coule sur un lit de graviers, est parfaitement claire et limpide ; sa saveur est franche et agréable ; elle présente donc à l'aspect et au goût toutes les qualités qui constituent une bonne eau potable. Quelle que soit la température de l'air, qu'elle tombe au dessous de zéro ou qu'elle arrive à

(1) Mémoire déjà cité, p. 29.

celle des plus fortes chaleurs de l'été, la sienne est invariable, ou du moins ne change pas d'une manière sensible. J'y ai plongé un thermomètre, à différentes époques, au mois d'août, dans le courant de septembre et d'octobre, et pendant l'hiver, la température de l'air étant à 6° au dessous de zéro; dans toutes ces expériences, j'ai trouvé que la colonne de mercure marquait 13° +° centigrades. Dans le dernier cas seulement, il y avait un demi-degré de différence, c'est-à-dire qu'au lieu de 13°, cette eau n'en avait que 12° 5/10, au débouché de la grande galerie, à plus de cent mètres de la source.

L'analyse qualitative ou l'essai par les réactifs de l'eau de Roye, a prouvé que c'était une eau potable, de bonne nature, c'est-à-dire qu'elle était très propre à être employée comme boisson, à cuire les légumes, à blanchir le linge; qu'elle pouvait enfin servir à tous les usages domestiques. On peut d'ailleurs en juger par les résultats qui ont été obtenus, et dont voici l'indication :

1° La solution de *chlorure de baryum* (1),

(1) Dans l'intérêt des personnes peu versées dans les connaissances chimiques, je crois devoir indiquer sommairement l'action des réactifs employés :

avec addition d'acide azotique, a donné lieu à un nuage à peine sensible. — Après une heure de repos, aucun dépôt ne s'était formé. — Vingt-

Le *chlorure de baryum* indique la présence des *sulfates* en formant un sulfate de barite, insoluble dans l'acide azotique.

L'*azotate d'argent* indique la présence des *chlorures* en formant un *chlorure d'argent*, insoluble dans l'acide azotique, lequel acide dissout d'autres sels qui peuvent se précipiter en même temps.

L'*oxalate d'ammoniaque* indique la présence des *sels calcaires*, en formant un *oxalate de chaux* qui est insoluble.

L'*ammoniaque* forme *immédiatement* un précipité avec les sels de *magnésie*; cet alcali précipite aussi le carbonate de chaux sous forme de petits grains cristallins qui se fixent aux parois du verre précipité qui est dû à la saturation de l'excès d'acide carbonique qui tenait le carbonate de chaux en dissolution. Quand donc une eau traitée par l'*ammoniaque* n'est pas troublée *immédiatement*, mais qu'après une ou plusieurs heures, on aperçoit un dépôt graveleux adhérent aux parois du vase, cette réaction indique la présence du carbonate de chaux.

Le *savon*, quand il se caillebotte, ou produit des grumeaux, forme un savon calcaire insoluble. Cet effet est dû à la présence des sels calcaires solubles directement dans l'eau, comme le sulfate et l'azotate de chaux, le chlorure de calcium.

quatre heures après , dépôt presque imperceptible, mais diminuant la transparence du verre.

2° La solution d'*azotate* (*nitrate*) *d'argent* , avec addition d'acide azotique , a produit un léger trouble opalin. — Après une heure, il n'y avait point de dépôt formé. — Vingt-quatre heures après, les parois du verre étaient un peu troublées par un dépôt à peine sensible.

3° La solution d'*oxalate d'ammoniaque* a donné lieu à un trouble instantané. — Après une heure , il s'était formé un dépôt assez abondant. — Vingt-quatre heures après , le dépôt était complètement formé, la liqueur était claire.

4° L'*ammoniaque liquide* n'a produit aucun changement pendant cinq minutes. Après une heure, il y avait un trouble extrêmement faible. — Vingt-quatre heures après, très léger dépôt cristallin sur les parois du verre.

5° Une solution de *savon blanc* dans l'eau distillée. — La liqueur devient un peu lactescente-opaline, mais il ne s'y forme pas de grumeaux. — Après vingt-quatre heures, point de dépôt formé. — Cette eau dissout donc le savon sans décomposition , ce qui la rend propre à toutes les espèces de blanchîment.

Ces résultats pourraient suffire pour donner la

certitude que les bonnes qualités physiques de l'eau de Roye ne sont point trompeuses; mais ils sont en outre confirmés par ceux de l'analyse quantitative. Cette analyse ayant été faite par deux chimistes dont les travaux méritent toute confiance, d'abord par M. Buisson et ensuite par M. Boussingault, je n'ai pas dû la recommencer. Voici les résultats obtenus par ce dernier.

Quinze litres d'eau de Roye ont donné :

Produit gazeux :

Acide carbonique	47 centil.	5
Oxigène	9	3
Azote	23	0

Produit solide :

Carbonate de chaux . . .	3 gram.	58
Sulfate de chaux	0	20
Chlorure de sodium . . .	0	17
Matières organiques . . .	0	02

2° EAU DE RONZIER.

Les sources qui, par leur réunion, forment le cours d'eau de Ronzier, se trouvent aux limites du territoire de Sathonay, à environ deux mille deux cents mètres de la Saône. Ce ruisseau coule dans le vallon de Combes, à un niveau d'un peu plus de quarante mètres au dessus de celui de la Saône. A trois cents pas environ de sa source principale, il fait mouvoir un moulin à blé.

Les qualités physiques de l'eau du ruisseau de Ronzier, sont absolument semblables à celles de l'eau de Roye. Sa température, pendant les chaleurs du mois d'août, a été trouvée de 12° centigrades 4/10. — Pendant les froids les plus vifs de cette année, elle n'a diminué que d'un demi-degré.

Son analyse qualitative m'a donné des résultats peu différents de ceux que j'avais obtenus, en essayant l'eau de Roye par les réactifs. Ces résultats, les voici :

1° La solution de *chlorure de baryum*, avec addition d'acide azotique, n'a donné lieu à aucune réaction sensible. Vingt - quatre heures après, il n'y avait dans le liquide ni trouble ni dépôt, l'eau était toujours limpide.

2° La solution d'*azotate* (*nitrate*) *d'argent*, avec addition d'acide azotique a formé un léger trouble opalin. — Après une heure, il n'y avait point de dépôt formé. — Vingt-quatre heures après, les parois du verre étaient un peu troublées par un dépôt à peine sensible.

3° La solution d'*oxalate d'ammoniaque* a donné lieu à un trouble instantané. — Après une heure, dépôt assez abondant. — Vingt-quatre heures après, le dépôt était complétement formé, la liqueur était claire.

4° L'*ammoniaque liquide* ne produit aucun changement pendant cinq minutes. — Après une heure, il y avait un trouble extrêmement faible. — Vingt-quatre heures après, très léger dépôt cristallin sur les parois du vase.

5° Solution de *savon blanc* dans l'eau distillée. La liqueur devient un peu lactescente-opaline, mais il ne s'y forme pas de grumeaux. Après vingt-quatre heures, point de dépôt formé, point de grumeaux. Cette eau dissout donc le savon sans décomposition, ce qui la rend propre à tous les blanchîments.

Ces résultats obtenus de l'essai par les réactifs, ont été confirmés par l'analyse quantitative que j'ai faite de l'eau de Ronzier, et qui m'a présenté les produits suivants :

Quinze litres d'eau ont donné :

Produit gazeux :

Acide carbonique . . .	49 centil.	620
Oxigène	9	570
Azote	22	440

Produit solide :

Carbonate de chaux . .	3 gram.	432
Sulfate de chaux	0	170
Chlorure de calcium . .	0	080
Chlorure de sodium . .	0	272
Chlorure de magnésium .	traces.	
Matière organique . . .	traces.	

Il résulte de cette analyse quantitative, ainsi que des essais par les réactifs, que l'eau de Ronzier est d'une nature presque semblable à celle de l'eau de Roye et qu'elle a, par conséquent, toutes les qualités d'une bonne eau potable.

3° EAU DE FONTAINE.

Ce cours d'eau, qui a son embouchure entre Fontaine et Rochetaillée, commence à Cailloux-sur-Fontaine, dans la partie supérieure du vallon, à la distance d'environ trois mille mètres de la Saône. Il est formé par la réunion de deux sources principales, dont l'une se trouve dans le parc de M. le comte de Virieux, au pied de la colline méridionale; l'autre prend jour directement en face, à la partie inférieure de la colline septentrionale.

Ces sources sont très rapprochées de la surface du plateau, surtout comparativement aux sources de Roye, de Ronzier et de Lavosne, à Neuville : elles se trouvent à environ vingt mètres seulement de cette surface (cette distance est d'à peu près cinquante mètres pour les trois autres cours d'eau), il en résulte que leur niveau au dessus de la Saône, est de soixante-cinq à soixante-dix mètres.

Le ruisseau de Fontaine fait mouvoir la roue d'un moulin à blé, au sortir de la propriété de M. le comte de Virieux.

Ce que j'ai dit des qualités physiques des eaux de Roye et de Ronzier, s'applique également à l'eau de Fontaine. Sa température, que j'ai trouvée être de 12° centigrades, durant les chaleurs du mois d'août, n'offrait qu'un ou deux cinquièmes de degré de différence, quand la température de l'air était au dessous de 5° — o.

Voici les résultats de l'analyse qualitative de l'eau de Fontaine : ils sont presque identiques avec ceux obtenus de l'essai par les réactifs de l'eau de Ronzier et de celle de Neuville.

1° La solution de *chlorure de baryum*, avec addition d'acide azotique, n'a déterminé aucune réaction sensible. — Vingt-quatre heures après, il n'y avait dans le liquide, ni trouble, ni dépôt; l'eau était toujours limpide.

2° La solution d'*azotate* (*nitrate*) *d'argent*, avec addition d'acide azotique, a formé un léger trouble opalin. — Après une heure, point de dépôt. — Vingt-quatre heures après, les parois du verre étaient un peu troublées par un dépôt à peine sensible.

3° La solution d'*oxalate d'ammoniaque* a donné lieu à un trouble instantané. — Après une heure, dépôt assez abondant. — Vingt-quatre heures après, le dépôt était complètement formé, la liqueur était claire.

4° L'*ammoniaque liquide* n'a produit aucun changement pendant les cinq premières minutes. — Après une heure, il y avait un trouble extrêmement faible. — Vingt-quatre heures après, très léger dépôt cristallin sur les parois du vase.

5° Solution de *savon blanc* dans l'eau distillée. La liqueur devient un peu lactescente-opaline, mais il ne s'y forme pas de grumeaux. — Après vingt-quatre heures, point de dépôt formé, point de grumeaux, la liqueur offre toujours la même apparence.—Cette eau dissout donc le savon sans décomposition, ce qui la rend propre à toutes les espèces de blanchîment.

Les résultats de l'analyse quantitative établissent, comme les précédents, la presque identité de nature de l'eau de Fontaine, avec les eaux de Roye, de Ronzier et de Neuville. Ces résultats, les voici :

Quinze litres d'eau de Fontaine ont donné :

Produit gazeux :

Acide carbonique	47 centil.	600
Oxigène	9	200
Azote	22	900

Produit solide :

Carbonate de chaux . . . 3 gram. 5o5
Sulfate de chaux. . . . . o   255
Chlorure de calcium. . . . o   192
Chlorure de sodium . . . o   o35
Chlorure de magnésium. . traces.
Matière organique. . . . . traces.

4° EAU DE NEUVILLE.

Les eaux de Neuville, qui sont très abondantes, surgissent à l'extrémité du territoire de cette commune, derrière l'ancien parc du chevalier de Boufflers, dans le vallon de Torrières. La source la plus remarquable, parmi celles qui abondent dans cette localité, est celle appelée *Fontaine de Lavosne.* Elle surgit en bouillonnant, au bas d'un coteau très incliné, que couronne Montanay, et a, dès son origine, un volume assez considérable, pour faire tourner, à cinquante pas de là, une grande roue de moulin. Cette source se trouve à douze cents mètres seulement (un quart de lieue) de la Saône. Son

3*

niveau, au dessus de l'étiage de cette rivière, est de quarante mètres environ (1).

Aucune eau n'est plus remarquablement claire et limpide que celle de ce ruisseau. Sa saveur qui est franche, exempte de toute fadeur, et sa fraîcheur durant l'été, en font une des eaux potables les plus salubres et plus agréables qu'il soit possible de trouver. Ses bonnes qualités sont, d'ailleurs, parfaitement constatées par les résultats des analyses qui suivent :

1° La solution de *chlorure de baryum*, avec addition d'acide azotique, n'a déterminé dans l'eau aucune réaction sensible. — Vingt-quatre heures après, il n'y avait dans le liquide, ni trouble, ni dépôt ; l'eau était toujours limpide.

(1) Parmi de vieux titres, concernant ce ruisseau, j'ai vu une pièce qui peut donner lieu à une comparaison intéressante. C'est un *accensement* (bail) *du grand mollin, sur le chemin de Vimy à Lion, passé le 19 novembre 1572, par le chastellain de Vimy* (ancien nom de Neuville), *faisant pour et au nom de messire Anthoyne d'Arbon, archevêque de Lion, primat de France, et baron de Vimy, à Anthoyne Geney, moyennant trente-une asnées de froment, par chacun an.* A cette époque reculée, l'eau de la Fontaine Camille était amenée dans le parc, pour y produire des effets hydrauliques d'ornement ; l'eau des autres sources faisait, comme aujourd'hui, tourner des roues de moulins.

2° La solution d'*azotate* (*nitrate*) *d'argent*, avec addition d'acide azotique, a formé un léger trouble opalin. — Après une heure, point de dépôt. — Vingt-quatre heures après, les parois du verre étaient un peu troublées par un dépôt à peine sensible.

3° La solution d'*oxalate d'ammoniaque* a donné lieu à un trouble instantané. — Après une heure, dépôt assez abondant. — Vingt-quatre heures après, le dépôt était complètement formé, la liqueur était claire.

4° L'*ammoniaque liquide* n'a produit aucun changement pendant les cinq premières minutes. — Après une heure, il y avait un trouble extrêmement faible. — Vingt-quatre heures après, très léger dépôt cristallin sur les parois du vase.

5° Solution de *savon* dans l'eau distillée. La liqueur devient un peu lactescente-opaline, mais il ne s'y forme pas de grumeaux.—Après vingt-quatre heures, point de dépôt, point de grumeaux, la liqueur offre toujours la même apparence. Cette eau dissout donc le savon sans décomposition, ce qui la rend propre à toutes les espèces de blanchîment.

Analyse quantitative.

Quinze litres d'eau de Neuville ont donné :

Produit gazeux :

Acide carbonique . . .	59$^{\text{centil.}}$	715
Oxigène	8	190
Azote	22	470

Produit solide :

Carbonate de chaux . .	3$^{\text{gram.}}$	090
Sulfate de chaux. . . .	o	125
Chlorure de calcium . .	o	167
Chlorure de sodium . .	o	075
Chlorure de magnésium.	traces.	
Matière organique . . .	traces.	

CHAPITRE TROISIÈME.

Examen physique et chimique de l'eau du Rhône.

Le Rhône sort d'un des plus beaux et des plus vastes de ces glaciers éternels, qui couronnent les hautes montagnes de la Suisse : sommités dominant toute l'Europe, d'où s'échappent, en sens inverse, le Rhin, pour aller dans la Mer du Nord, l'Inn dans la Mer Noire, par le Danube, le Tessin dans l'Adriatique, par le Pô, et le Rhône dans la Méditerranée.

Ce dernier, dans la vallée longue et profonde qu'il parcourt, depuis sa source jusqu'au lac Léman, reçoit, d'un côté, les eaux produites par la fonte intérieure des glaciers (1) qui occupent

(1) Les personnes qui ont visité les lieux élevés de la Suisse, savent que l'eau des glaciers ne provient pas

des espaces immenses et inaccessibles entre le Haut-Valais et l'Oberland-Bernois , et, de l'autre côté , celles des glaciers moins considérables , mais plus nombreux , placés sur la ligne de faîte de la chaîne qui sépare la Suisse de l'Italie. Peu après sa sortie du Léman , le Rhône reçoit encore, par la rivière de l'Arve , venant de la vallée de Chamouny , le produit de la mer de glace qui couvre une partie du Mont-Blanc et des Alpes voisines. Au total , le nombre des glaciers importants qui alimentent ce fleuve , avant et après le lac , n'est pas moindre de quarante-deux. En été , le tribut permanent de leurs eaux est considérablement accru dans le lit du Rhône , par la fusion des neiges accumulées

de leur surface. La réflexion seule ferait facilement concevoir qu'à des hauteurs absolues de deux à quatre mille mètres, la température de l'atmosphère ne serait pas apte à déterminer extérieurement la fusion de la glace , puisque au dessus de la limite de deux mille sept cents mètres (huit mille pieds environ), la neige elle-même ne fond plus. Chaque glacier a , dans sa partie inférieure , une bouche plus ou moins grande , ouverture d'une sorte d'antre, d'où se précipite un torrent généralement fangeux ; ce qui indique que le phénomène de la fusion a lieu au point de contact de la glace et du sol , par l'effet de la chaleur terrestre.

pendant six mois, sur les hautes régions de la Suisse et de la Savoie; le Léman lui-même où se rend, indépendamment du fleuve, l'énorme quantité des eaux de neige des Alpes du Chablais, grossit alors d'un mètre et demi à deux mètres, quoique sa superficie ait plus de trente-une lieues carrées.

Cette description m'a paru nécessaire pour faire comprendre l'extrême différence qui existe entre le Rhône et les autres grands cours d'eau comme la Saône, la Loire, la Seine, soit sous le rapport de l'origine, et par conséquent de la nature de l'eau, soit sous le rapport du volume qui n'est jamais plus considérable pour ce fleuve, sauf les grandes crues accidentelles, qu'au milieu des chaleurs, précisément à l'époque où les autres rivières sont à leur *étiage*, comme l'indique l'étymologie de ce mot.

A son passage à Genêve, le Rhône, après avoir traversé le Lac, sans s'y mêler bien sensiblement, disent les anciens géographes (ce que je suis loin de garantir), conserve la transparence qu'il y a acquise; et nous le verrions en tout temps aussi limpide que durant les froids de l'hiver, sans son mélange avec l'Arve, qui s'y jette à deux ou trois kilomètres de Genêve. Cette rivière, au cours torrentueux, d'une apparence boueuse, et qui roule, en été, comme je viens de l'expliquer, les eaux de neige descendues en abondance du Mont-Blanc et des Alpes Savoisiennes, lui donne alors cette couleur grise qu'il a, d'une manière plus ou moins prononcée, en passant à Lyon, pendant six mois de l'année.

Après avoir pénétré en France, et dans le trajet qu'il parcourt jusqu'à son confluent avec la Saône, le Rhône reçoit un grand nombre de ruisseaux et une rivière principale, l'Ain, dont les crues fréquentes contribuent, pendant les six autres mois, à détruire sa limpidité d'une autre manière et par des causes différentes, c'est-à-dire, en entraînant les marnes et l'argile des terrains du Bugey et de la Bresse, mêlées à toutes sortes de détritus, à la suite des orages et des longues pluies.

Ainsi, comme l'apparence et le volume de ses deux affluents principaux, l'Arve et l'Ain, sont sujets à de grandes variations, le Rhône lui-même varie très souvent dans ses qualités physiques. Quand c'est l'Arve qui y domine, son eau tient en suspension un limon grisâtre formé d'une immense quantité de débris que cette rivière enlève aux schistes calcaires ardoisés sur lesquels elle passe en descendant des Alpes ; lorsque l'Ain, accru subitement et débordé sur ses rives, vient tout-à-coup augmenter considérablement le volume du fleuve, c'est une terre argilo-calcaire qui lui communique alors sa couleur jaunâtre.

Le Rhône, à son passage à Lyon, est donc très variable dans son aspect, de même que dans sa composition. Claire et presque complètement limpide pendant l'hiver, mais surtout dans les grands froids, son eau qui est alors à son minimum de quantité, contient plus de sels et de gaz en dissolution que dans l'été, ainsi qu'on le verra par les résultats de l'analyse chimique. Au printemps, dès que la fusion des neiges alpines commence, son eau augmente et se trouble de jour en jour, en même temps que les proportions des substances salines et gazeuses y diminuent, attendu que l'eau provenant de cette fusion est originairement privée d'air comme de principes salins ; elle conserve plus ou moins cet état durant les chaleurs de l'été et jusqu'au milieu de l'automne ; aussi est-il à remarquer que pendant tout ce temps, l'Arve reste à peu près à son maximum de hauteur : souvent même, sous l'influence du vent du sud, qui précipite

les fontes de neige , son volume est plus considérable que celui du Rhône avant leur mélange.
D'où il résulte ce fait assez singulier et que les
personnes étrangères aux sciences physiques au-
ront peine à comprendre , savoir : que l'eau du
Rhône est d'autant plus pure , chimiquement ,
qu'elle est plus impure en apparence ; de sorte que
si la question de savoir à quelle époque le Rhône
est à son maximum de pureté était proposée à
un homme du monde et à un chimiste , quand
le premier dirait : C'est au mois de janvier, lorsque son eau est limpide et bleue ; le second devrait dire : C'est au mois de juillet , quoiqu'elle
soit alors grise et fangeuse.

Indépendamment de ses deux grands changements semestriels , le Rhône , de même que les
autres rivières , subit, en toute saison, des variations brusques , par l'effet de diverses circonstances météorologiques , et présente l'exemple
fréquent de crues extrêmement rapides , dont
l'origine se révèle, comme je l'ai dit , par la
nuance de l'eau , qui est grise quand elles sont
dues à l'Arve, et aux affluents de la Savoie ;
jaune , quand elles dépendent de l'Ain , c'est-
à-dire , qu'elles sont la suite d'orages ou de
pluies abondantes dans notre propre contrée.

L'eau du Rhône, lorsqu'elle est naturellement claire, ou lorsqu'elle a été parfaitement filtrée, n'a aucune saveur désagréable ; elle offre alors la sapidité de toute bonne eau de rivière ; mais ses qualités sapides changent essentiellement avec sa température qui est très variable.

Dans l'été, pendant les mois de juillet et d'août, sa température s'élève quelquefois jusqu'à 25° centigrades et même au delà ; elle est alors fade et désagréable à boire ; ce caractère de fadeur s'y retrouve encore quand elle n'a que 18 et même 16°.

En hiver, la température de l'eau du Rhône descend à 1° + 0. En 1837, pendant que le froid se soutenait régulièrement de 5 à 8° au dessous de 0, il ne fallait au mercure du thermomètre, qu'un abaissement de 5/10° de degré pour atteindre à 0, c'est-à-dire au point de congélation. Durant les temps de gelée, l'eau du Rhône a donc l'espèce de sapidité de l'eau froide, mais c'est alors bien moins un avantage qu'un inconvénient.

Les variations de la température du Rhône, ont lieu, comme on le voit, dans l'étendue d'une échelle d'environ 25 degrés ; et, généralement, elles suivent les modifications de la température atmosphérique, dues à l'influence des saisons. On conçoit cependant que la température de l'eau du Rhône doit éprouver de brusques changements, par la crue instantanée de l'un de ses principaux affluents ; ce phénomène s'observerait particulièrement, quand l'accroissement des eaux est dû à la fonte rapide des neiges, sous l'influence des vents du Midi.

Sous le rapport de sa composition chimique, l'eau du Rhône n'est pas moins variable que sous le rapport de son état de limpidité ou de trouble, et sous celui de sa température. En la soumettant, à diverses reprises, à des essais par les réactifs, propres à déceler les sels qu'elle tient en solution, j'y ai trouvé, d'un mois et même d'une semaine à l'autre, des modifications très notables, sur lesquelles je reviendrai dans le cours de ce travail. Je me borne à signaler ici les résultats observés le plus fréquemment :

Essai de l'eau du Rhône, par les principaux réactifs des eaux potables.

1° La solution de *chlorure de baryum*, avec addition d'acide azotique, y produit un léger

trouble plus marqué que dans l'eau de Roye.
— Vingt-quatre heures après, dépôt sensible.

2° Solution d'*azotate d'argent*, avec addition d'acide azotique. Trouble très peu marqué, un peu moins même que dans les eaux de Roye et de Neuville.

3° Solution d'*oxalate d'ammoniaque*. Trouble instantané. — Après une heure, trouble assez abondant;

4° *Ammoniaque liquide*. Trouble très marqué, après cinq minutes. — Vingt-quatre heures après, dépôt magnésien.

5° La solution de *savon blanc* dans l'eau distillée, s'y étend sans se décomposer et forme une solution un peu moins lactescente que dans les eaux des quatre sources des bords de la Saône.

Analyse quantitative

Faite par M. Boussingault, en juillet 1835, pendant qu'il était professeur de chimie et doyen de la Faculté des sciences de Lyon, communiquée au public par ce savant, dans la dernière séance de son cours, le 25 du même mois.

Quinze litres d'eau du Rhône ont fourni :

Produits gazeux :

Acide carbonique. . . . . . $9^{\text{centil.}}\ 8$
Oxigène . . . . $9\qquad 8$
Azote . . . . $17\qquad 3$

Produit solide :

Carbonate de chaux. . . . . $1^{\text{gram.}}\ 51$
Sulfate de chaux . . . . . . $0\qquad 10$
Chlorure de sodium. . . . . traces.
Chlorure de calcium . . . . traces.
Sulfate de soude. . . . . . traces.
Sulfate de magnésie. . . . . traces.
Matières organiques. . . . . traces.

Il ne pouvait venir à ma pensée de recommencer une analyse faite par un chimiste aussi recommandable que M. Boussingault ; mais comme l'eau du Rhône est très variable dans sa composition, ainsi que l'indiquent plusieurs essais faits par les réactifs, à diverses époques, j'ai pensé qu'une analyse nouvelle, faite sur l'eau recueillie au milieu de l'hiver, ne serait pas sans intérêt pour juger des différences de composition que présente cette eau potable. En conséquence, j'ai recueilli, le 1er février, de l'eau dans le courant du Rhône, en amont du pont Morand.

Le temps avait été très froid, pendant la dernière semaine du mois de janvier, sans pluie ni neige. Le mercure du thermomètre qui s'était maintenu au dessous de zéro, à sept heures du matin, depuis le 23 janvier, marquait, le 1er février, à cette même heure, 6° 2/10 centigrades au dessous de zéro. Cette circonstance météorologique en arrêtant par la congélation les diverses eaux qui se jettent ordinairement dans le Rhône, en avait fait diminuer très notablement le volume. Sa ligne de flottaison n'atteignait qu'à 0m 50 au dessus de son étiage.

Le Rhône était ainsi bien près de son minimum de quantité, et, par cette raison, à son maximum de limpidité.

Quinze litres de cette eau m'ont donné les produits suivants :

Produit gazeux :

Acide carbonique	27 centil.	3
Azote	18	6
Oxigène	10	

Produit solide :

Carbonate de chaux.	2 grammes.	260
Sulfate de chaux	o	293
Chlorure de sodium . . . . ⎱		
Chlor. de magnésium, traces ⎰	o	101
Chlorure de calcium, traces		
Sulfate de magnésie. . . . . ⎱		
Sulfate de soude . . . . . . ⎰	o	103
Matières organiques	traces.	

On voit par ce tableau qu'en hiver, à la suite d'un froid soutenu, le Rhône, réduit à son plus faible volume, en se rapprochant des qualités physiques des bonnes eaux de source, par sa limpidité, se rapproche aussi de leur composition chimique par une notable augmentation des sels et des gaz qu'il tient en solution.

Composition de l'eau du Rhône, avant son arrivée à Lyon.

M'occupant de l'étude de l'eau du Rhône, à Lyon, il m'a paru utile de connaître sa composition chimique au sortir du lac Léman et à l'embouchure de l'Arve, c'est-à-dire, au point où se forme ce grand cours d'eau qui traverse en définitive notre ville, après avoir parcouru l'espace qui la sépare de Genêve, avec la rapidité que lui donne une pente de plus d'un millimètre par mètre. C'était d'ailleurs un moyen sûr d'apprécier les modifications que sa composition peut subir, soit par l'adjonction des eaux de l'Ain et des autres affluents du Bugey et de la Bresse, soit par l'effet du contact de l'atmosphère. Je me serais donc déterminé à analyser quinze litres de l'eau du lac Léman et une égale quantité de l'eau de l'Arve, si, par l'obligeance d'un des membres de la famille de l'illustre Candolle de Genêve, je n'avais eu communication des analyses suivantes.

Je les rapporte telles qu'elles m'ont été remises, avec les énoncés originaux des mesures et des poids usités à l'époque où elles ont été faites.

Ce que tout le monde remarquera, et ce qui m'a frappé moi-même, c'est la coïncidence des variations semestrielles du Rhône avec celles de l'Arve ; d'où résulte la preuve que, pendant l'été, ainsi que je l'ai dit précédemment, ce sont les eaux de cette rivière, énormément accrue par la fonte des neiges alpines qui forment, en grande partie, le volume du Rhône et déterminent la composition de son eau, presque dépourvue alors de gaz acide carbonique, comme la neige fondue dont elle provient.

Analyses de l'eau du lac Léman et de l'eau de l'Arve, faites par M. Tingry, en 1808.

	EAU DU LAC LEMAN.	HIVER. EAU DE L'ARVE. 28 février.	ÉTÉ. EAU DE L'ARVE. 5 août.
Sur 5o livres de 18 onces.			
Produit gazeux.	pouces cubes.	pouces cubes.	pouces cubes.
Air oxigéné.	19 — 5	33 — 5	23 — 5
Acide carbonique.	o — o	o — o	o — o
Produit solide.	grains.	grains.	grains.
Matière extracto-résineuse.	3 — o	2	1 — 5
Carbonate de chaux.	57 — 5	43	27 — o
— de magnésie.	3 — 5	6	2 — o
Chlorure de magnésium.	4 — 5	8	3 — 5
Sulfate de chaux.	13 — 5	34	16 — 5
— de magnésie.	16 — o	32	15 — o
Silice et alumine.	o — 5	1	o — 5
Matières solides.	1 gros. 6 grains 5	1 gros 54 grains	66 grains.
Sur 2 livres, représentant à peu près 1 kilogramme, soit 1 litre d'eau.	3 grains. 140	5 grains. 040	2 grains. 640

« Ainsi, en été, l'eau de l'Arve, sur le même

« volume, ne contient que la moitié des sels,
« et seulement les deux tiers de la quantité
« d'air qu'elle renferme en hiver.

« Il n'a été publié à Genève aucune analyse
« de l'eau de neige; tous les chimistes s'accor-
« dent à la regarder comme de l'eau pure,
« mais contenant moins de gaz que l'eau de
« pluie. — Les analyses de l'Arve confirment
« indirectement ces résultats. » (Ces observations accompagnaient les relevés d'analyses).

Il y a, dans le tableau qui précède, un chiffre qui
m'a étonné, et à l'indication duquel j'ai beaucoup
de peine à croire; c'est le chiffre o reproduit dans
les trois analyses et constatant l'absence de l'acide
carbonique. Eu égard à l'origine de ces eaux,
j'étais bien disposé à penser que ce gaz devait y être
en très petite quantité, mais je ne puis admettre
que cette quantité soit absolument nulle. Il me
paraît impossible que l'eau, après sa sortie des
glaciers, ou après la fusion de la neige n'en ait
pas emprunté un volume quelconque à l'atmosphère, au moins la faible quantité nécessaire
pour tenir en solution environ neuf centigrammes de carbonate de chaux, par litre, en hiver, et six en été, qui se trouvent dans l'eau
de l'Arve, suivant les analyses ci-dessus. Il est

vrai de dire, néanmoins, que M. Boussingault n'en a trouvé, à Lyon, dans le mois de juillet, que neuf centilitres sur quinze litres de liquide, après un trajet d'une étendue et d'une durée considérables, parcouru par cette eau, et malgré la présence de dix centigrammes, par litre, de carbonate calcaire ; ce qui fait supposer, qu'en effet, il y avait infiniment peu de ce gaz en solution dans l'eau, à l'embouchure de l'Arve, à la même époque.

*

CHAPITRE QUATRIÈME.

*Comparaison établissant la presque identité
des eaux de source de Roye, de Ronzier,
de Fontaine et de Neuville.*

Dans le projet de la société de dérivation, le
produit de ces quatre sources devant être réuni
et ne former qu'un seul cours d'eau, pour fournir aux besoins des différents quartiers de la ville,
il devient nécessaire d'apprécier, avant d'aller
plus loin, quel sera le résultat de ce mélange.

Or, en les soumettant à un examen comparatif, on trouve entre ces eaux une telle analogie de
nature, que celle résultant de leur mélange
présentera une identité presque complète, avec
l'eau de chaque source prise en particulier. Les
différences trouvées par l'analyse chimique, sont,

en effet, tout-à-fait insignifiantes, et d'ailleurs de nulle importance, relativement à l'usage hygiénique et industriel de ces eaux.

Le rapprochement qui va être établi rendra évidente l'identité presque parfaite de leur nature.

Les sources de Roye, de Ronzier, de Fontaine et de Neuville, ont évidemment la même origine.

Elles ont leur point d'émergence dans la même position géologique, c'est-à-dire que leurs eaux filtrent à travers le même dépôt tertiaire de sables et de galets.

Toutes se trouvent sur le versant du plateau qui domine la Saône, et dans la même exposition.

Aucune différence ne peut être trouvée entre les eaux de ces sources, sous le rapport de leur limpidité et de leur saveur : toutes sont également ment franches de goût étranger, également fraîches, également agréables à boire.

Leur température, qui ne varie pas d'un degré, pour chaque source, entre les chaleurs les plus fortes et les froids les plus vifs et les plus soutenus, est la même dans toutes, à une fraction de degré près, à quelque époque qu'on les exa-

mine. Leur maximum de chaleur est de 13°
2/10 centigrades (1), leur minimum de 12°.

Essayées par les principaux réactifs des eaux
potables, elles se comportent de la même manière, et ne se distinguent l'une de l'autre que
par des nuances à peu près insensibles.

Le *chlorure de baryum*, avec addition d'acide
azotique, n'y donne lieu à aucun changement appréciable ; — elles contiennent donc trop peu de
sulfates pour qu'ils puissent être décelés par ce
réactif.

L'*azotate d'argent*, avec addition d'acide
azotique, dans l'une, comme dans les trois autres, détermine un léger trouble opalin, qui ne
forme point encore de dépôt après une heure
d'attente ; — ce qui annonce dans ces eaux une
quantité très minime de chlorures.

L'*oxalate d'ammoniaque* y forme un trouble instantané et un dépôt assez abondant après
une heure d'attente. — Ce réactif annonce donc
une quantité assez notable de sels calcaires ; on
verra, plus tard, que c'est le carbonate de chaux
qui y domine presque exclusivement.

(1) Toutes les cotes thermométriques rapportées dans
ce Mémoire, sont exprimées en degrés centigrades.

L'ammoniaque liquide, dans l'une comme dans les autres, ne produit aucun changement durant cinq minutes. Après une heure d'attente, on aperçoit un trouble extrêmement faible. — Vingt-quatre heures après, on trouve sur les parois du verre un très léger dépôt cristallin; ce réactif n'y indique donc que la présence du carbonate de chaux.

Le *savon* se dissout parfaitement dans l'une comme dans les autres; la solution a une teinte un peu lactescente-opaline, mais on n'y aperçoit aucuns grumeaux, même après vingt-quatre heures d'attente. Toutes ces eaux dissolvent donc parfaitement le savon sans décomposition, et sont propres, par conséquent, aux diverses espèces de blanchîment.

Toutes peuvent servir à la cuisson des légumes secs, qui n'acquièrent pas en y bouillant la dureté que leur communiquent les eaux séléniteuses.

Toutes ces eaux, enfin, donnent des produits à peu près semblables à l'analyse quantitative, ainsi que le démontre le tableau suivant :

PRODUIT DE 15 LITRES DE CHAQUE ESPÉCE D'EAU.				
	ROYE.	RONZIER.	FONTAINE.	NEUVILLE.
	centil.	centil.	centil.	centil.
PRODUIT gazeux. Acide carbonique .	47 — 500	49 — 620	47 — 600	59 — 715
Oxigène	9 — 300	9 — 570	9 — 200	8 — 190
Azote	23 — 000	22 — 440	22 — 900	22 — 470
	Total. 79 — 800	Total. 81 — 630	Total. 79 — 700	Total. 90 — 375
	gram.	gram.	gram.	gram.
PRODUIT solide. Carbonate de chaux	3 — 580	3 — 432	3 — 505	3 — 090
Sulfate de chaux .	0 — 200	0 — 170	0 — 255	0 — 125
Chlor. de calcium .		0 — 080	0 — 192	0 — 167
Chlor. de sodium .	0 — 170	0 — 272	0 — 035	0 — 075
Chl. de magnésium.		Traces.	Traces.	Traces.
Matière organique.	0 020	Traces.	Traces.	Traces.
	Total. 3 — 970	Total. 3 — 954	Total. 3 — 987	Total. 3 — 457

La vue du tableau qui précède suffit pour démontrer que la composition chimique de ces eaux ne présente que des différences de nulle importance. Toutefois, pour en donner une preuve encore plus palpable, je vais établir par le calcul et d'après les bases précédentes, quelle sera la composition du mélange des eaux de source destinées à la ville de Lyon.

Le mélange des quatre eaux opéré, la masse totale, d'après les jaugeages qui ont été faits, se composera à peu près ainsi :

Eau de Neuville. 5/8
Eau de Roye . . . .
Eau de Ronzier . . . . . } 3/8
Eau de Fontaine . . . .

En calculant d'après ces proportions et suivant la composition chimique de chaque espèce d'eau, on trouve que l'eau des sources réunies sera ainsi composée.

Quinze litres d'eau des sources réunies contiendront :

Produit gazeux :

Acide carbonique . . . . . 55$^{centil.}$ 410

Oxigène. 8   627

Azote. 22   586

Produit solide :

Carbonate de chaux . . . 3$^{gram.}$ 245

Sulfate de chaux. 0   163

Chlorure de calcium. . . . 0   135

Chlorure de sodium . . . 0   106

Chlorure de magnésium. . traces.

Matière organique. . . . . traces.

Si l'on prend ensuite le quinzième de chaque produit, on trouve que chaque litre de l'eau des sources réunies contiendra :

Produit gazeux, sur un litre d'eau :

Acide carbonique . . . . . 3$^{centil.}$ 694

Oxigène. 0   575

Azote. 1   505

Total du produit gazeux . 5   774

Produit solide :

Carbonate de chaux . . .	0 $^{gram.}$	216
Sulfate de chaux.	0	010
Chlorure de calcium . . .	0	009
Chlorure de sodium . . .	0	007
Chlorure de magnésium .		
Matières organiques . . .		
Total du produit solide. .	0	242

CHAPITRE CINQUIÈME.

Considérations générales sur les eaux de source et sur les eaux de rivière.

Les eaux de source sont-elles généralement préférables aux eaux de rivière ; — les eaux de rivière doivent-elles être recherchées pour fournir aux besoins des villes, à l'exclusion des eaux de source ?

Pour le vulgaire, toutes les eaux de source sont de bonne nature, il n'en est point qui doivent leur être préférées. Pour beaucoup de savants, il n'est pas de meilleures eaux que celles des fleuves et des rivières.

Préjugé des deux côtés.

Les savants ont raison, en effet, quand ils font prévaloir les eaux courantes de nos fleuves sur certaines eaux de source, par exemple, sur les eaux dites séléniteuses ; mais ils tombent dans une erreur grave en généralisant une opinion qui n'est vraie que relativement. De son côté, le vulgaire a raison aussi, à l'égard de beaucoup de sources qui offrent toutes les qualités physiques et chimiques exigées par les lois de l'hygiène ; mais combien il se trompe quand il s'agit d'un assez grand nombre d'eaux de source tellement chargées de sels calcaires, quelles décomposent le savon et ne peuvent cuire les légumes secs sans les durcir.

Les eaux de rivière, si elles contiennent peu de carbonate de chaux, soit qu'elles aient perdu une partie de sa quantité primitive, par l'effet de l'agitation et du contact de l'air, soit qu'elles n'eussent possédé ce sel que dans de faibles proportions dès l'origine, peuvent contenir des quantités assez considérables de sulfate de chaux et de chlorure de calcium et de magnésium, substances qui offrent des inconvénients réels dans les eaux potables. Ainsi, par exemple, tandis que l'eau des sources réunies des bords de la Saône, ne fournit par quinze litres que cent soixante-trois milligrammes de sulfate de chaux, et cent trente-cinq milligrammes de chlorure de calcium et de magnésium, une même quantité d'eau de *la Bièvre, avant son entrée dans Paris*, a donné à l'analyse de M. Colin :

Sulfate de chaux. . . . . 5$^{gr.}$ 758$^{milligr.}$
Chlorure de calcium et de ma-
    gnésium . . . . 1$^{gr.}$ 638
        En tout. . . . . . . 5$^{gr.}$ 396$^{milligr.}$

L'eau d'une autre rivière des environs de Paris, la *Beuvronne*, puisée à la fontaine du Ponceau, a donné pour une même quantité de liquide (quinze litres) :

Sulfate de chaux . . . . 6$^{gr.}$ 728$^{milligr.}$
Sels déliquescents (chlorure de
    calcium et de magnésium). 1   885
        En tout. . . . . 8$^{gr.}$ 613$^{milligr.}$

D'où il résulte que les eaux de la Bièvre contiennent environ *dix-huit fois plus* et celles de la Beuvronne *vingt-neuf fois plus* de sulfate de chaux et de chlorure de calcium et de magnésium, sels qui rendent les eaux séléniteuses (1), que les eaux des sources réunies

(1) On appelle *eaux séléniteuses*, *eaux dures*, *eaux crues*, celles qui décomposent le savon et qui ne peuvent servir à la cuisson des légumes. On attribue, avec

de Roye, de Ronzier, de Fontaine et de Neu-ville. Celles-ci, en effet, n'en contiennent en tout, pour quinze litres, que deux cent quatre-vingt-dix-huit milligrammes (1).

Les eaux de certaines rivières ne méritent donc pas la bonne opinion que l'on pourrait s'être faite, relativement à leur nature chimique.

Quant aux eaux de source, les mauvaises sont peut-être aussi nombreuses que les bonnes ; et pour le démontrer, je n'aurai pas besoin d'aller chercher des preuves ailleurs que dans notre ville.

raison, cette décomposition aux sels calcaires. Mais j'ai remarqué que le carbonate de chaux qui n'est dissous dans les eaux qu'à la faveur d'un excès d'acide carbo-nique, grace probablement à cet acide surabondant, ne contribuait presque en rien à la décomposition du savon ; ce qui explique pourquoi les eaux de Roye, de Ronzier, de Fontaine et de Neuville sont à peu près sans action sur ce composé. — Plusieurs essais m'ont démontré, au contraire, que le chlorure de calcium et le nitrate de chaux rendaient les eaux séléniteuses, de même que le sulfate de la même base.

(1) Les analyses de M. Colin sont tirées du rapport de MM. Thénard, Hallé et Tarbé, *sur l'analyse des eaux de Paris et des environs.* Ces analyses ont été faites sous les yeux de M. Thénard, au laboratoire du Collége de France.

Ainsi, par exemple, la plupart des eaux de source du quartier de l'ouest sont des eaux crues très chargées de sels calcaires. Celle même de ces eaux qui a une telle réputation d'excellence parmi la population lyonnaise, que l'on en envoie prendre des quartiers les plus éloignés, l'eau de la *fontaine des Trois-Cornets*, *quartier de St-Georges*, est assez dure pour décomposer le savon, et, par conséquent, est bien inférieure aux eaux de Roye et de Neuville. Voici les résultats qu'elle a donnés en l'essayant par les réactifs ; pour les rendre plus sensibles, je les mets en regard de ceux obtenus en opérant de la même manière sur l'eau de Neuville :

	Eau des Trois-Cornets.	Eau de Neuville.
Chlorure de baryum, puis acide azotique.	Trouble très sensible.	Point de réaction, l'eau reste limpide.
Azotate d'argent, puis acide azotique.	Trouble instantané. Après une heure, dépôt abondant.	Très léger trouble opalin. — Après une heure, point de dépôt.
Oxalate d'ammoniaque.	Trouble très prompt à se former. Après une heure, dépôt très abondant.	Trouble instantané. — Après une heure, dépôt assez abondant.

	Eau des Trois-Cornets.	Eau de Neuville.
Ammoniaque liquide.	—Léger trouble instantané. Après une heure, dépôt très peu abondant.	—Aucun changement, pendant cinq minutes. — Après une heure, trouble extrêmement faible. Vingt-quatre heures après, très léger dépôt cristallin.
Savon blanc.	—Le savon est décomposé; il se réunit beaucoup de grumeaux à la surface du liquide.	—Le savon se dissout parfaitement, sans former de grumeaux, même après vingt-quatre heures. La solution est opaline.

Mais, ce ne sont pas seulement les eaux de source des quartiers de l'ouest qui sont séléniteuses; la source du Jardin-des-Plantes, celle de la rue Tholozan et la plupart des sources du même quartier, fournissent des eaux aussi impures, aussi crues, aussi dures et aussi mauvaises, enfin, que les plus mauvaises eaux de puits. Pour que l'on en puisse juger, j'ai non-seulement essayé l'eau du Jardin-des-Plantes par les réactifs, mais je l'ai de plus soumise à l'analyse quantitative. Je vais faire connaître les résultats de ces deux sortes de recherches, et pour les rendre plus faciles à comprendre, je les placerai en regard des résultats obtenus des analyses qualitative et quantitative des eaux de Roye, de Ronzier, de Fontaine et de Neuville.

	Eau de source du Jardin-des-Plantes.	Eau des sources réunies.
Chlorure de baryum, puis acide azotique.	Trouble instantané. Après une heure, dépôt abondant.	Pas de changement appréciable.
Azotate d'argent, puis acide azotique.	Trouble instantané. Après une heure, dépôt très abondant.	Léger trouble opalin. — Après une heure, point de dépôt.
Oxalate d'ammoniaque.	Trouble très prompt à se former. Après une heure, dépôt très abondant.	Trouble instantané. — Après une heure, dépôt assez abondant.
Ammoniaque liquide.	Trouble instantané. Après une heure, dépôt peu abondant.	Aucun changement, durant cinq minutes. Après une heure, trouble extrêmement faible.

	Eau de source du Jardin-des-Plantes.	Eau des sources réunies.
Savon blanc.	—Décomposition du savon ; formation de grumeaux nombreux.	—Solution parfaite, lactescente-opaline, sans grumeaux

Voici maintenant les résultats comparés de l'analyse quantitative de l'eau de source du Jardin-des-Plantes et de l'eau des sources réunies de Roye , de Ronzier , de Fontaine et de Neuville.

Quinze litres de chaque eau ont donné , après l'évaporation ; le résidu suivant :

	Eau de source du Jardin-des-Plantes.	Eau des quatre sources réunies.
Carbonate de chaux	4 gram. 051 —	3 gram. 245
Sulfate de chaux.	3 786 —	0 163
Chlorure de calcium. . .	2 523 —	0 135
Chlorure de sodium . . .	1 890 —	0 106
Azotate de chaux	1 156 —	0 000
Chlorure de magnésium .	0 239 —	traces.
Matière organique, — quantité très notable.		traces.
Totaux	13 gram. 625 —	3 gram. 649

Il n'y a aucune analogie, on le voit, entre l'eau de la source du jardin botanique, et les eaux des quatre sources réunies : pendant que celles-ci ne fournissent, par quinze litres, que trois grammes six cent quarante-neuf milligrammes de sels, une égale quantité d'eau de la source du Jardin-des-Plantes, en donne treize grammes six cent vingt-cinq milligrammes, *près de quatre fois autant*. On ne peut, dès-lors, établir aucune comparaison, sous le rapport de la pureté, entre la plupart des eaux de source de Lyon, et les eaux de source de Roye, de Ronzier, de Fontaine et de Neuville.

De ce qui précède, il résulte que les opinions générales sur les eaux de source et les eaux de rivière, doivent être considérées comme des préjugés, puisqu'il y a de bonnes et mauvaises eaux de source, de bonnes et mauvaises eaux de rivière.

Or, du moment où l'on ne peut comparer d'une manière générale les eaux de source et les eaux de rivière, et qu'il est par conséquent impossible d'établir *a priori*, un choix entre ces deux espèces d'eaux potables, ce n'est que par l'étude particulière de celles entre lesquelles on peut choisir, qu'il est possible d'arriver à une solution raisonnable de la question de préférence.

Laissant donc, à présent, la question générale,

je vais m'occuper de comparer l'eau des quatre sources réunies, à l'eau du Rhône ; mais, pour y procéder d'une manière sûre, et qui ne puisse élever de contestations, il sera bon d'établir d'abord, à quels caractères on peut reconnaître de bonnes eaux, soit sous le rapport hygiénique, soit sous le point de vue industriel. Ce sera le sujet du chapitre suivant.

*

CHAPITRE SIXIÈME.

Indication des qualités qui constituent les bonnes eaux.

A quels caractères peut-on reconnaître de bonnes eaux, soit sous le rapport hygiénique, soit sous le point de vue industriel.

SECTION Ire.

CARACTÈRES DES BONNES EAUX, SOUS LE RAPPORT HYGIÉNIQUE.

La nature des eaux potables a, depuis long-temps, fixé l'attention des médecins : Hippo-crate, dont le génie observateur avait compris toute l'importance de cette question, a dit : « Il « faut avoir beaucoup d'égard à la nature des « eaux, examiner si elles sont claires ou bour-

« beuses, molles ou dures; c'est un point d'où
« dépend particulièrement la santé (1). »

Or, à quels caractères peut-on reconnaître des
eaux de bonne qualité?

Tous les médecins sont d'accord, à ce sujet,
avec l'opinion du vulgaire, qui recherche particulièrement dans les eaux potables la *saveur
franche*, *la limpidité*, *la fraîcheur*.

Hippocrate, dans différents passages de son
Traité de l'air, des eaux et des lieux, si remarquable pour le temps où il fut écrit, assigne
pour caractère, à une bonne eau : d'être *limpide, légère, aérée, sans odeur, ni saveur sensibles, chaude en hiver et froide en été* (2).

Tissot, qui s'est rendu célèbre autant par ses
conseils touchant l'hygiène, que par son savoir
et son talent de praticien, s'exprime ainsi à
l'égard de l'eau : — « On doit choisir une eau de
« fontaine *pure, douce, fraîche, qui mousse*
« *facilement avec le savon, qui cuise bien les*
« *légumes, qui lave bien le linge* (3). »

M. Hallé, qui a, pour ainsi dire, créé la science

---

(1) Hipp. *De aere, aquis et locis.*
(2) *Idem.*
(3) Tissot, *De la santé des gens de lettres*, 2ᵉ édit.
Lausanne, p. 196.

de l'hygiène, M. Nyster, qui fut son collaborateur et le continuateur de ses travaux, M. Ch. Londe et M. Rostan, médecins, qui, de nos jours, se sont le plus occupés des questions hygiéniques, professent une opinion semblable à celle des précédents, à l'égard des caractères d'une bonne eau potable. Voici ceux que l'on trouve indiqués dans les articles dont ces savants ont enrichi le *Dictionnaire des sciences médicales*, le *Dictionnaire de médecine en dix-huit volumes*, et le *Dictionnaire de médecine et de chirurgie pratiques*. L'eau peut être considérée comme bonne et potable, quand elle est *fraîche, limpide, sans odeur, quand sa saveur n'est ni désagréable*, ni *fade*, ni *piquante*, ni *salée*, ni *douceâtre;* qu'elle *contient peu de matières étrangères*, qu'elle *contient de l'air en dissolution; quand* elle *dissout le savon sans former de grumeaux* et quelle *cuit bien les légumes secs*.

Les caractères d'une bonne eau potable étant bien déterminés par les citations précédentes, je vais maintenant examiner la valeur de chacun d'eux en particulier.

1º *Saveur et Odeur.*

L'eau pure de tout principe étranger étant sans saveur et sans odeur, s'il arrive que des eaux destinées aux usages domestiques, ont une odeur quelconque, une saveur désagréable, fade, salée, douceâtre, et j'ajouterai acerbe ou hépatique, elles doivent être réputées non potables.

Quand l'eau a une odeur, elle la doit ordinairement à des substances organiques souvent putréfiées, et ne saurait être bue sans quelque danger pour la santé : il est des eaux qui acquièrent une odeur faiblement sulfureuse ou hépatique par leur contact avec un lit de tourbe ou un dépôt d'autres matières organiques ; ces eaux, qu'il ne faut pas confondre avec les eaux minérales sulfureuses, doivent être rejetées pour les usages domestiques. En résumé, toute eau qui a une odeur est une eau minérale ou une eau altérée par des matières organiques, et ne peut être réputée bonne eau potable.

Une saveur quelconque, autre que cette saveur franche et sans caractère spécial qui est propre aux bonnes eaux potables, est, comme toute odeur, l'indice que l'eau contient quelque substance étrangère ; il y a cependant des remarques à faire à cet égard :

Une eau peut être rendue piquante par une grande quantité d'acide carbonique, et être cependant très propre à servir de boisson ordinaire, quoiqu'elle ne convienne pas à tous les emplois du ménage. Les habitants des pays où existent des sources d'eau acidule gazeuse, en font un usage habituel sans le moindre inconvénient, et même avec des avantages notables.

D'un autre côté, une eau de source ou de rivière peut n'avoir aucune saveur sensible, et toutefois mériter d'être rejetée comme eau potable ; telles sont la plupart des eaux dures ou crues. La grande quantité de sulfate de chaux et de sels déliquescents qu'elles contiennent, les rend indigestes et impropres aux usages domestiques, sans leur communiquer de saveur réellement appréciable.

La saveur indique d'une manière assez certaine, la présence des matières organiques surtout putréfiées en quantité notable, mais elle ne peut les découvrir quand elles ne sont pas à l'état putride, ou qu'il n'en existe que des traces dans l'eau soumise à l'examen.

De tout ce qui précède, il résulte donc que

toute saveur, excepté la saveur piquante, peut suffire pour faire rejeter une eau réputée potable, mais que ce caractère peut manquer sans que pour cela l'eau soit de bonne nature.

2° *Couleur. — Limpidité.*

L'eau pure est parfaitement incolore et transparente. Si donc une eau destinée aux usages domestiques, présente une nuance de coloration, c'est un signe certain qu'elle contient en solution quelque substance étrangère, et particulièrement une matière organique. Une eau de cette nature est essentiellement mauvaise, et doit être rejetée, à moins que la nécessité ne force de l'employer, et, dans ce cas, il faut préalablement la filtrer au charbon.

Toute eau trouble, bourbeuse ou manquant d'une limpidité parfaite, tient en suspension des substances étrangères, et particulièrement des matières terreuses; telles sont la plupart des eaux de rivière, dans les temps de crue, et particulièrement celle du Rhône, que trouble un limon grisâtre, une grande partie de l'année. De telles eaux ne peuvent être bues en cet état; non-seulement les matières terreuses qu'elles

tiennent en suspension, les rendent lourdes et indigestes, mais ces matières contribuent encore à
amener un désordre dans les fonctions digestives,
par le dégoût qu'elles causent quand on fait usage
de ces eaux comme boisson. Elles peuvent, il est
vrai, devenir très bonnes par une simple filtration;
mais il faut que cette opération, qui présente
d'ailleurs quelques inconvénients, que je signa-
lerai plus tard, soit faite de manière à donner
pour produit de l'eau parfaitement limpide.

3° *Température.* — *Fraîcheur.*

De toutes les questions à considérer, relativement à l'emploi hygiénique des eaux potables,
aucune n'est plus importante que celle de leur
température. Qui ne sait que des eaux très
bonnes sous le rapport de leur composition
chimique, peuvent devenir d'un usage très
nuisible par le seul fait de leur degré de froid
ou de chaleur ?

Les meilleures eaux, dit Hippocrate, *sont
chaudes en hiver et froides en été* (1).

(1) *Optimæ sunt quæ.... et hieme calidæ fiunt
æstate verò frigidæ. — De aëre, aquis et locis.*

L'hiver, en effet, quand la surface du corps est frappée par une atmosphère glacée, quand cette action continue de la circonférence au centre, dispose l'appareil pulmonaire à se fluxionner, et que la membrane muqueuse surtout se trouve longtemps sous l'imminence d'un état catarrhal, l'usage d'une eau à peu près à la température de la glace fondante, comme le sont alors les eaux de rivière, n'est pas sans inconvénients. Nul doute qu'il ne faille leur préférer les eaux de source, qui paraissent chaudes, parce que leur température invariable en toute saison, se trouve, en hiver, de quinze à vingt degrés environ, plus élevée que celle de l'atmosphère, et qui disposent, en raison même de leur chaleur, à un mouvement réactionnaire du centre à la circonférence. La nature, dont l'admirable instinct est un si bon guide à consulter quand il s'agit d'apprécier l'influence des agents externes sur l'organisme, nous indique cette utilité des boissons tempérées, durant l'hiver, par la préférence que nos organes leur accordent sur les boissons glacées.

Mais la fraîcheur de l'eau potable durant l'été, est une condition bien plus importante encore que son état tempéré pendant l'hiver.

« On doit éviter, dit M. Hallé, d'user d'une
« eau trop rapprochée de l'état de nos organes.
« — Lorsque l'eau est d'une température très
« inférieure à celle de notre corps, elle étan-
« che la soif, non-seulement en humectant,
« mais encore en changeant l'état de nos or-
« ganes. Il en résulte qu'il faut moins d'eau
« froide que d'eau tempérée ou tiède, pour
« opérer cet effet (1). »

C'est un fait bien connu de tout le monde,
que l'eau froide, ou du moins celle qui paraît telle
en été, par cette raison que sa température est
généralement alors beaucoup moins élevée que
celle de l'atmosphère, en même temps qu'elle
plaît au palais et à l'estomac, appaise la soif,
procure instantanément un sentiment de bien-
être, et ranime les forces, soit par son action
tonique sur l'estomac, et sa réaction sur tout
l'organisme, soit en modérant, par sa fraîcheur,
la transpiration trop active de la peau (2).

Rien n'est plus désagréable et plus nuisible,

(1) *Dict. des Sciences médicales*, art. Boissons.
(2) Une loi de la diététique défend l'eau froide,
quand le corps est échauffé par un exercice violent ;
mais ce n'est là qu'une exception qui n'affaiblit en rien
la règle générale ; et d'ailleurs, l'eau froide, dans ce

au contraire , durant les chaleurs , que l'usage
d'une eau se rapprochant trop de la température
de l'atmosphère , et paraissant tiède quand on
la boit ou que l'on y plonge la main. Cette eau ,
quelle que soit d'ailleurs son excellence sous le
rapport des substances qu'elle tient en solution ,
est fade et nauséabonde, elle ne plait ni au palais ,
ni aux organes digestifs ; elle n'appaise point la
soif , même quand on la boit en grande quantité ,
mais cause un dégoût insurmontable , et dispose
au vomissement ; aussi son ingestion dans l'estomac , n'est-elle point accompagnée , comme
celle de l'eau froide , de ce sentiment agréable
de fraîcheur générale , de cette action tonique
et restauratrice , qui ranime instantanément les
forces , et rend le corps apte à un nouvel exercice.

De cet effet débilitant de l'eau qui n'est pas
fraîche durant les temps de chaleur , il résulte
que son usage habituel , dispose à de graves
maladies ; et comme elle ne désaltère pas , cet

cas même , n'offre pas de danger , si l'on continue à
exercer le corps comme avant d'avoir bu. — Les voyageurs qui gravissent les Alpes , les chasseurs de cha-
mois', boivent de l'eau glacée sans inconvénient , quand
ils continuent ensuite à marcher.

effet nuisible est encore augmenté par la quantité
considérable que l'on en boit, mais vainement
pour appaiser sa soif, ce qui donne lieu à des
sueurs énervantes. Par l'action incessante de
cette cause d'asthénie ou de faiblesse, l'estomac
tombe de plus en plus dans un état de relâche-
ment ou d'atonie, qui se réfléchit sur tous les
organes. Les digestions sont d'abord lentes et
pénibles, puis laborieuses et incomplètes, puis
enfin, elles deviennent impossibles. C'est alors
que l'excitation résultant de la présence des
aliments incomplètement altérés par les sucs
gastriques et biliaires, détermine des inflam-
mations locales, en même temps que le sang
s'altère, perd sa force plastique, devient séreux,
fluide et s'appauvrit. De là, la plupart des maladies
dangereuses que l'on observe durant l'été, comme
les diarrhées, les dysenteries, les engorgements
du foie, les ictères ou jaunisses, le choléra-
morbus accidentel, les gastro-entérites de toutes
les nuances, et surtout les fièvres graves, comme
la fièvre adynamique ou putride, et la fièvre
typhoïde. Nul doute que ces maladies que l'on voit
surtout régner dans les mois de juillet et d'août,
ne fussent beaucoup moins fréquentes, et peut-
être même très rares, si le peuple avait la pru-

dence de s'abstenir de boissons aqueuses, entre les repas, ou du moins de n'en boire qu'en petite quantité. Or, rien ne peut mieux conduire à ce but que l'usage d'une eau très fraîche, qui est elle-même fortifiante, et dont il suffit de boire une seule verrée pour appaiser instantanément la soif, et procurer une fraîcheur générale.

Quand l'atmosphère est très chaude, que la surface du corps transpire abondamment, l'estomac, qu'affaiblit incessamment cette action trop énergique de la peau, s'affaiblit et perd son énergie habituelle. Dans les pays chauds, on fait usage, et sans inconvénient, de substances âcres qui raniment les forces digestives, diminuées sous l'influence de la chaleur; mais dans nos climats, où des excitants aussi forts que ceux usités dans l'Inde, ne seraient pas employés sans danger, on les remplace par des boissons fraîches et glacées, qui suffisent pour entretenir le bon état des organes gastriques, et la vigueur de tout l'organisme. Une eau très fraîche, durant l'été, peut donc être considérée comme une des principales nécessités hygiéniques, pour la population de nos climats tempérés.

4° *Légèreté. — Pureté.*

Les propriétés qui restent à examiner se rapportent toutes à la composition chimique ou au degré de pureté des eaux potables, c'est-à-dire, qu'elles résultent de la nature et de la quantité des substances qui s'y trouvent en solution.

Les eaux sont *aérées*, *légères* quand elles contiennent une quantité convenable d'air atmosphérique et d'acide carbonique.

Elles sont *douces* et propres à tous les usages domestiques, et par conséquent au blanchissage du linge et à la cuisson des légumes secs, quand elles ne contiennent pas une trop grande quantité de sels calcaires, et particulièrement de sulfate de chaux ; dans ce cas, elles dissolvent le savon sans formation de grumeaux, c'est-à-dire, sans décomposition.

Sont-elles, au contraire, très chargées en sulfate de chaux (1)? quand le savon s'y dissout, il se décompose immédiatement en formant des flocons ou grumeaux de savon calcaire ; on les dit

---

(1) Le chlorure de calcium et le nitrate de chaux décomposent le savon comme le sulfate.

alors *dures* ou *crues*. Ces eaux ne peuvent servir au blanchissage ni à la cuisson des légumes secs ; tous les médecins sont d'accord pour les considérer comme mauvaises et indigestes.

Elles sont *putrides*, *marécageuses*, *fétides*, quand elles contiennent une assez grande quantité de matières organiques, pour que l'on puisse s'en apercevoir à leur odeur désagréable.

Les eaux peuvent donc être assez variées dans leur composition. Pour bien apprécier l'influence de chacune des substances qui s'y trouvent, je vais en parler isolément.

Généralement, on pense qu'une eau est d'autant meilleure, qu'elle est plus *pure*, ou autrement qu'elle contient moins de substances étrangères.

C'est une erreur.

Mais, avant d'aller plus loin, il convient de faire cesser une équivoque qui existe à cet égard. Le mot *pureté*, en fait d'eau, n'a pas la même acception dans la langue ordinaire et dans le langage scientifique : pour l'homme du monde, la pureté c'est la limpidité parfaite, c'est-à-dire, l'absence de toute matière en *suspension* dans le liquide ; pour le savant, c'est l'absence de matières en *dissolution*, parce qu'il suppose toujours l'eau claire, soit par sa nature, soit par l'effet de la filtration. Je n'ai pas besoin d'ajouter que c'est en prenant la pureté dans son sens chimique que je raisonne en ce moment.

L'eau absolument pure, ou l'eau distillée qui ne contient point de sels, et seulement quelques traces d'air atmosphérique, n'est point agréable à boire, sa saveur est fade; l'expérience a appris, en outre, qu'elle est pesante à l'estomac, et dispose aux indigestions.

C'est donc par une prévoyance vraiment providentielle de la nature, que toutes les eaux contiennent une plus ou moins grande quantité de substances étrangères à leur composition atomique, d'où il résulte que leur qualité potable n'est pas toujours en raison de leur degré de pureté.

Mais toutes les substances que l'on trouve ordinairement en solution dans les eaux, ne contribuent pas à les rendre potables; quelques-unes même leur communiquent, comme je l'ai déjà fait pressentir, des propriétés nuisibles.

Il suit de là, que l'on peut diviser ces substances en deux catégories; d'une part, celles dont la présence est utile et même nécessaire; d'autre part, celles qui ne peuvent exister en proportion un peu forte dans les eaux, sans altérer leur nature d'eau potable.

Les premières agissent en communiquant à l'eau une action légèrement excitante, qui stimule doucement la muqueuse de l'estomac, et la rend plus apte aux fonctions digestives; on reconnaît généralement que telle est l'action de l'oxigène de l'air, de l'acide carbonique, du chlorure de sodium; je pense et je prouverai bientôt que le carbonate de chaux doit être également placé parmi ces substances utiles.

Les substances nuisibles qui se trouvent d'ordinaire dans les eaux, sont le sulfate de chaux, le chlorure de calcium et le nitrate de chaux, quand ils existent en quantité un peu notable; les matières organiques appartiennent nécessairement à cette catégorie, surtout quand elles sont à l'état de putridité.

J'arrive maintenant à considérer isolément l'influence de chacune de ces substances.

SUBSTANCES UTILES.

Air atmosphérique. — Oxigène.

Quand on dit qu'une eau potable doit être aérée, on veut faire entendre qu'elle doit contenir en solution, de l'oxigène, principe dont l'action stimulante est bien connue. L'azote, en effet, qui accompagne ce gaz, ne paraît jouer, dans les eaux, qu'un rôle négatif.

Quant à l'oxigène, son utilité dans les eaux potables est un fait admis généralement. J'ai dit que l'eau distillée qui n'en contient pas, est indigeste; mais il suffit de l'agiter quelque temps à l'air, où elle dissout une certaine quantité de ce principe, pour qu'elle acquière la faculté d'être digestive. L'eau qui a bouilli quelque temps, est dans le même cas après son refroidissement; comme les gaz, et par conséquent l'oxigène qu'elle tenait en solution, se sont dégagés en totalité ou du moins en grande partie, par l'effet de l'ébullition, elle est indigeste à la façon de l'eau distillée, mais comme pour celle-ci, l'agitation à l'air lui rend bientôt la qualité d'eau potable qu'elle avait perdue en bouillant.

On pourrait objecter que les eaux de neige et de glace, qui ne contiennent point ou presque point d'air, peuvent cependant être bues sans produire les effets fâcheux de l'eau distillée et de l'eau bouillie; mais je répondrai que cela n'est vrai qu'autant qu'elles sont froides; il ne faut pas perdre de vue qu'elles doivent alors à leur basse température, comparativement à celle de l'atmosphère, la qualité stimulante qu'elles recevaient de l'oxigène qu'elles ont perdu en se congelant (1). La même observation s'applique à l'eau bouillante, ou du moins très chaude, ainsi qu'aux infusions théiformes de substances non excitantes de leur nature; si ces boissons ont une action digestive malgré l'oxigène qu'elles ont perdu, elles la doivent essentiellement à l'influence stimulante de leur haute température.

Acide carbonique.

L'action stimulante et digestive de l'acide carbonique en solution dans les eaux potables, est trop bien connue par l'emploi général que l'on fait des eaux gazeuses pour qu'il soit nécessaire de l'établir ici par d'autres preuves; la quantité que l'on en trouve dans les eaux potables qui en

(1) Lorsque l'eau se congèle, elle abandonne l'air qui s'y trouve dissous; il se dégage en une infinité de petites bulles qui, retenues au milieu de la glace, lui donnent une certaine opacité. Beaucoup de ces bulles sont assez volumineuses pour être facilement aperçues à l'œil nu.

contiennent le plus, est assez minime relativement à celle des eaux minérales acidules ; mais il faut considérer que ces dernières sont employées comme moyen de guérison et non comme boisson ordinaire dans un état régulier de santé. Quant aux eaux potables, celles où ce gaz est le plus abondant doivent être, sous ce rapport, placées parmi les meilleures.

Chlorure de sodium.

Ce que je viens de dire de l'acide carbonique, s'applique également au chlorure de sodium ou sel marin, qui est employé dans la préparation de tous nos aliments, et dont l'utilité, comme excitant de la digestion, est prouvée par l'expérience de tous les jours. Les proportions de ce sel que l'on trouve dans les eaux potables, peuvent contribuer à les rendre digestives sans jamais leur communiquer des qualités nuisibles.

Carbonate de chaux.

Jusqu'à présent, l'action de ce sel dans les eaux potables, a été confondue avec celle des autres sels calcaires ; c'est une erreur qu'il importe de détruire. Le carbonate de chaux, en effet, à moins qu'il n'existe en trop grande proportion, telle, par exemple, que dans les eaux de Saint-Alyre (1) et de Saint-Nectaire, en Auvergne, dans celles de San-Felippo, en Toscane, doit être considéré comme un principe utile, et je dirai même nécessaire dans les eaux, puisqu'il est reconnu que celles privées de toute matière fixe n'ont pas les qualités qui les rendent propres à être usitées comme boisson. Les effets thérapeutiques de ce sel, effets bien connus des médecins, expliquent d'ailleurs l'utilité de sa présence dans les eaux potables.

Le carbonate de chaux est insoluble ou du moins à peu près insoluble dans l'eau pure, mais il peut cependant y être tenu en solution par un excès d'acide carbonique; c'est le cas des eaux

(1) D'après l'analyse de M. Girardin, l'eau de Saint-Alyre contient, *par litre*, indépendamment de plusieurs autres sels :

Carbonate de chaux.	1 gram.63
Carbonate de magnésie	0 38
Carbonate de fer.	0 14

Un litre de l'eau des quatre sources des bords de la Saône, n'a donné, à l'analyse, que 0 gramme 21 centigrammes de carbonate de chaux.

potables qui en contiennent. En absorbant une plus grande quantité d'acide pour se dissoudre, il passe à l'état de bi-carbonate et agit alors sur l'estomac, à la manière du bi-carbonate de soude et du bi-carbonate de potasse, base des tablettes de Vichy, qui sont placées au premier rang, parmi les substances propres à exciter l'action digestive de l'estomac. Les médecins emploient souvent le carbonate de chaux (yeux d'écrevisse, craie, etc.) dans les embarras gastriques, les aigreurs des premières voies, pour saturer les acides de l'estomac. — Le bi-carbonate de chaux des eaux potables, est décomposé comme les bi-carbonates alcalins, par l'acide du liquide gastrique, avec dégagement d'acide carbonique; il opère de même que ceux-ci, en saturant les acides de l'estomac, et en stimulant sa membrane muqueuse par l'acide carbonique qu'il laisse dégager en se décomposant. Rien n'est donc plus certain et plus évident que l'action utile de ce sel dans l'acte de la digestion.

SUBSTANCES NUISIBLES.

Sulfate de chaux.

Quoique ce sel soit très faiblement soluble

dans l'eau, elle peut cependant en dissoudre assez, pour acquérir des qualités tout-à-fait nuisibles.

Les eaux qui contiennent une quantité notable de ce sel, ont été appelées eaux *séléniteuses* (1) ; on les appelle aussi, comme j'ai eu déjà l'occasion de le dire : *eaux dures* et *eaux crues*. Elles ont pour caractères de décomposer le savon en formant des grumeaux de savon calcaire insoluble, de précipiter abondamment par le chlorure de baryum et tous les sels barytiques solubles, et de ne pouvoir servir ni au blanchiment, ni à la cuisson des légumes.

L'expérience a prouvé en effet que les eaux séléniteuses sont aussi impropres à servir de boisson, qu'à être employées pour blanchir le linge. Sur ce point, tous les médecins sont unanimes. Voici comment s'exprime, à leur égard, le savant Hallé : « *Les eaux potables, pour être salubres,* « *ne doivent contenir que la moindre propor-* « *tion possible de sulfate de chaux. Les eaux*

(1) Le sulfate de chaux, en solution dans les eaux, s'appelait *sélénite* dans l'ancienne nomenclature. Celui que l'on trouve à l'état solide portait et porte encore le nom de *gypse*. Quand il est privé d'eau par la calcination, il constitue le *plâtre*.

« *séléniteuses , c'est-à-dire , celles qui con-*
« *tiennent des quantités notables de ce sel cal-*
« *caire, se reconnaissent à la difficulté qu'elles*
« *ont de cuire les légumes , qui s'y durcis-*
« *sent , et de dissoudre le savon dont une*
« *partie se caillebotte par la combinaison de*
« *son huile avec la chaux du sulfate. Les*
« *inconvénients de ces eaux , sont de rendre*
« *les digestions pénibles , surtout chez les*
« *personnes délicates , et celles qui n'y sont*
« *pas habituées* (1). »

Chlorure de calcium , nitrate de chaux , sulfate de magnésie. — Chlorure de magnésium , sulfate de soude.

Tous ces sels se trouvent d'ordinaire en trop petite quantité dans les eaux communes, pour que leur présence puisse en modifier la nature d'une manière notable. Cependant , le chlorure de calcium et même le nitrate de chaux sont, dans quelques cas assez abondants, pour que les eaux aient l'inconvénient de décomposer le savon. J'ai constaté , en effet, que cette décom-

(1) *Dict. des Sciences médicales* , art. Boissons.

position avait toujours lieu quand j'essayais par l'eau de savon, de l'eau distillée à laquelle j'avais ajouté quelques gouttes d'une solution de l'un ou de l'autre de ces sels. — Ils contribuent donc à rendre les eaux séléniteuses, et comme les acides de l'estomac sont sans action sur eux, il devient probable que leur propre action hygiénique est analogue à celle du sulfate de chaux.

Matières organiques.

La présence de ces matières en quantité très notable dans les eaux employées pour la boisson ordinaire, doit toujours être considérée comme une circonstance fâcheuse ; laissées au contact de l'air, dans les temps chauds, ou seulement sous une chaleur tempérée, si ces eaux n'ont pas d'abord une odeur putride, elles ne tardent pas à l'acquérir, et l'on sait, par expérience, que l'usage de ces sortes d'eaux donne lieu assez souvent à des maladies très graves. On a vu, par exemple, des épidémies survenir dans des habitations, par le seul effet d'infiltrations des fosses d'aisance, dans les puits servant à l'alimentation commune. Après des inondations qui ont humecté fortement le sol des villes , on a vu des quartiers populeux , présenter un grand nombre de fièvres graves , que tous les médecins attribuaient à l'altération des eaux. Mais je n'insisterai pas davantage sur ce point , personne ne contestant que les eaux devenues putrides , ne soient d'un usage dangereux ; c'est , du reste , ce qu'a très bien fait ressortir M. Hallé dans ce passage : « *Les eaux potables ne* « *doivent point contenir de matières animales* « *ou végétales corrompues : ainsi , on ne doit* « *pas les puiser dans les étangs et les marais.* « *Ces eaux , lors même qu'elles ne recèlent que* « *des quantités inappréciables de substances* « *organiques en putréfaction , et de produits* « *gazeux de leur décomposition , ne sont jamais saines , et leurs effets nuisibles se manifestent à la longue ; c'est ainsi qu'elles* « *amènent peu à peu la débilitation des forces* « *gastriques , la décoloration des tissus rouges , les fièvres intermittentes , les engorgements des viscères abdominaux , l'asthénie* « *générale* (1). »

(1) *Dict. des Sciences médicales* , art. Boissons.

Il est à remarquer ici, que l'analyse chimique n'offre pas des lumières bien satisfaisantes relativement à l'existence des matières organiques ; on ne peut donc, d'après ses seules indications, déterminer qu'une eau doit ou ne doit pas être employée comme boisson. On a vu très fréquemment, en effet, des eaux se montrer chimiquement pures de matières organiques, ou du moins n'en contenir que des quantités à peine appréciables, et donner lieu, cependant, par leur usage, à de graves épidémies. Ce fait a même été observé à Lyon, il y a quelques années, dans le quartier Perrache, où une partie de la garnison fut atteinte d'une affection épidémique en buvant l'eau d'une pompe, qui ne présenta, toutefois, rien d'extraordinaire à l'analyse.

De cette dernière observation, il faut conclure, que l'analyse chimique seule ne suffit pas pour que l'on puisse prononcer sur la valeur hygiénique d'une eau potable. On ne peut donc porter un jugement à cet égard, qu'après s'être assuré, par une sorte d'enquête, si les personnes qui font usage de l'eau soumise à l'appréciation chimique et médicale, n'en ont éprouvé aucun inconvénient, aucune modification dans l'état de leur constitution et de leur santé.

Résumé

De tout ce qui précède, touchant les caractères des eaux potables, il résulte :

1° — Que pour être bonnes, il faut qu'elles soient :

Sans odeur,

Sans saveur,

Limpides et incolores,

Fraîches en été et tempérées en hiver;

2° — Que l'eau absolument pure est désagréable à boire, pesante à l'estomac et indigeste;

3° — Que les eaux potables, pour être bonnes, doivent contenir certains gaz et certains sels en solution;

4° — Que parmi les substances qui se trouvent d'ordinaire en solution dans les eaux, il en est qui sont utiles et même nécessaires ; d'autres qui sont plus ou moins nuisibles;

5° — Que les substances utiles et nécessaires dans les eaux, parce qu'elles les rendent agréables et digestibles, sont :

L'air atmosphérique, lequel agit par son oxigène,

L'acide carbonique,

Le chlorure de sodium,

Le carbonate de chaux, (sauf des cas exceptionnels, tels que l'exemple que j'ai cité de la fontaine de St-Alyre, à Clermont-Ferrand);

6° — Que l'on doit classer parmi les substances nuisibles :

Le sulfate de chaux et les autres sels calcaires, excepté le carbonate ;

Les matières organiques ;

7° — Que l'analyse chimique, eu égard spécialement à la présence des matières organiques, ne suffit pas, pour que l'on puisse déclarer, d'après ses résultats, qu'une eau potable est de bonne ou mauvaise nature ;

8° — Enfin, qu'il faut, dans tous les cas, ne prononcer qu'une eau est propre aux usages hygiéniques, qu'après s'être assuré par une espèce d'enquête, que ceux qui en boivent habituellement, n'éprouvent aucun inconvénient de son usage, et que leur constitution et leur santé, n'en ont reçu aucune modification fâcheuse.

SECTION II.

CARACTÈRES DES BONNES EAUX, SOUS LE POINT DE VUE INDUSTRIEL.

Toute eau reconnue bonne pour l'usage hygiénique , est généralement propre à tous les emplois industriels.

Il est, cependant, deux branches de l'industrie, très importantes toutes deux , surtout dans la ville de Lyon, et qui méritent d'être l'objet de quelques considérations particulières , en ce qui touche la nature des eaux et leur emploi ; je veux parler du blanchiment et de la teinture.

« *Lorsqu'une eau est claire , dit Berthollet,* « *dans ses* Éléments de l'art de la Teinture (1), « *qu'elle se renouvelle , qu'elle n'a point de* « *saveur sensible , et qu'elle dissout bien le* « *savon , on peut la regarder comme très* « *propre aux teintures.*

La limpidité est , en effet , une des qualités les plus essentielles dans les eaux. Toute eau limoneuse, trouble, ou seulement dont la trans-

(1) Tom. I, p. 461 à 463.

parence n'est pas parfaite par l'effet de quelques particules terreuses tenues en suspension, toute eau que des matières organiques rendent louche, altère nécessairement la pureté des couleurs, particulièrement des nuances tendres et claires. Ce défaut de limpidité est surtout un grave inconvénient dans le blanchîment en général, et principalement dans le blanchîment des soies; c'est un fait reconnu à Lyon, que les soies blanches préparées à l'eau de rivière, sont inférieures pour l'éclat et la pureté du blanc, à celles qui ont été blanchies à l'eau de source. Dans la suite de ce mémoire, j'aurai occasion de citer une déclaration des teinturiers lyonnais, qui met ce fait important hors de doute.

La faculté de dissoudre le savon sans le décomposer, est, pour les eaux destinées au blanchîment, de même et non moins que la limpidité, une qualité nécessaire, indispensable. Pour peu que le savon forme des grumeaux de savon calcaire, quand on procède au blanchîment ou que l'on passe au savonage après, ces grumeaux s'attachent à la soie, à la laine ou au coton; d'où résulte une altération plus ou moins notable dans la blancheur ou la nuance de ces matières, en même temps que l'action du savon est, sur elles, moins uniforme et moins complète, et qu'il en faut une beaucoup plus grande quantité pour approcher du même résultat : cet inconvénient est grave et mérite toute considération.

Quelques remarques sur la manière dont les eaux se comportent avec le savon, ne seront donc pas inutiles.

Quand on dissout du savon blanc dans de l'eau absolument pure, c'est-à-dire dans de l'eau distillée, la solution est transparente, à peine y aperçoit-on une légère nuance opaline. Dans les eaux de source et de rivière, même les plus pures, la solution est toujours plus ou moins lactescente ; l'eau est d'autant meilleure, sous ce rapport, que sa teinte blanche est moins prononcée, et qu'elle reste plus transparente. Toute eau, cependant, qui ne présente ni dépôt, ni grumeaux à la surface, après quelques heures de réaction sur le savon, doit être déclarée bonne à toute espèce de blanchiment. L'expérience de tous les jours le démontre suffisamment. Mais, pour peu que la décomposition du savon se manifeste par la suspension dans l'eau, de quelques flocons insolubles, celle-ci ne saurait être employée sans inconvénient à cet usage.

On croit généralement que tous les sels calcaires décomposent également le savon ; cela est vrai pour le sulfate de chaux et les autres sels directement solubles dans l'eau, comme le chlorure de calcium et le nitrate de chaux, ainsi que je l'ai constaté, à plusieurs reprises, en en ajoutant de petites quantités à l'eau distillée ; mais il n'en est pas de même à l'égard du carbonate de chaux, qui n'est tenu en solution qu'à la faveur d'un excès d'acide carbonique. De nombreux essais m'ont prouvé, que ce sel n'a qu'une faible action sur le savon, et ne peut, dans les proportions où il existe d'ordinaire dans les eaux potables, le décomposer, en donnant lieu à la formation de grumeaux, comme on l'observe avec le sulfate, le nitrate de chaux et le chlorure de calcium. S'il fallait trouver la raison de ce fait intéressant, je dirais que la non-décomposition du savon est due à l'excès d'acide carbonique qui s'oppose à la réaction du carbonate sur l'oléate et le stéarate de soude du savon (1).

(1) Parmi les expériences que j'ai faites, pour m'assurer de l'action du carbonate de chaux sur le savon, les suivantes surtout démontrent que ce sel peut exister en quantité plus qu'ordinaire dans les eaux, sans

Ce fait explique parfaitement pourquoi les eaux de Roye, de Rouzier, de Fontaine et de Neuville, qui, à leur source, contiennent une quantité assez notable de carbonate de chaux, mais extrêmement peu de sulfate de chaux et de chlorure de calcium, dissolvent le savon sans le caillebotter.

Berthollet, dans son *Indication des Carac-*

donner lieu à la formation de grumeaux, c'est-à-dire à la décomposition du savon :

1° J'ai saturé de chaux un litre d'eau distillée, puis, j'y ai fait passer un courant d'acide carbonique. Il s'est formé d'abord un dépôt très abondant de carbonate calcaire, que j'ai fait dissoudre en suite, au moyen d'un excès de ce même gaz acide. Cette liqueur, parfaitement claire et limpide, m'a servi pour expérimenter avec le savon. On sait que l'eau peut dissoudre 1/700e de chaux : un litre de la solution en contenait donc un gramme quarante-deux centigrammes. Or, comme le carbonate de chaux est formé, sur cent parties, de :

$$\text{Chaux.} \ldots \ldots \ldots \ldots 56, \quad 8$$
$$\text{Acide carbonique.} \ldots \ldots 43, \quad 2$$

Un gramme chaux combinée à l'acide carbonique, représentait :

$$\text{Carbonate de chaux neutre.} \quad 2^{\text{gram}}.59$$

2° Cette liqueur d'épreuve, presque deux fois aussi chargée de carbonate de chaux que l'eau incrustante

tères d'une bonne Eau pour l'usage de la Teinture, ne parle pas de sa température, qui mérite cependant quelque considération. Dans les ateliers où l'on teint la soie, la laine, le coton, comme dans les établissements d'indiennerie, et dans toutes les industries où l'on se sert quelquefois de l'eau sans la faire chauffer, on doit, autant que possible, em-

de la fontaine de Saint-Alyre, en Auvergne (voyez son analyse, page 93), essayée par quelques gouttes d'une solution d'eau de savon dans l'eau distillée, la décomposait immédiatement en formant des grumeaux; mais il suffisait de l'étendre faiblement pour que cette décomposition n'eût plus lieu, comme le prouve l'expérience suivante.

3° La liqueur d'épreuve, étendue seulement de son poids d'eau distillée, sans nouvelle addition d'acide carbonique, restait parfaitement claire et contenait encore, par litre : carbonate de chaux : un gramme vingt-neuf centigrammes, c'est-à-dire environ six fois plus que l'eau des quatre sources réunies. Cette liqueur encore si chargée de carbonate calcaire, ne décomposait plus le savon, mais devenait lactescente-opaline, et ne formait point de grumeaux par l'addition de quelques gouttes de la solution savonneuse. Le liquide essayé avait la même apparence que les eaux de Roye, de Ronzier, de Fontaine et de Neuville traitées par une égale quantité de solution de savon.

ployer celle qui, par sa température naturelle, invariable, l'hiver comme l'été, a peu de disposition à geler. Quand l'eau approche du degré de la congélation, non-seulement elle est moins propre au rinçage et à toute espèce de lavage destiné à entraîner des matières solubles, mais encore le froid incommode les ouvriers, rend leur travail imparfait, et la congélation, quand elle s'opère dans les tuyaux, dans les chaudières, les cuviers, etc., peut amener une suspension de travaux, toujours ruineuse pour les fabriques.

Indépendamment de cette considération géné-

Il résulte de ces expériences, que le carbonate de chaux ne décompose pas le savon, même quand il existe dans les eaux potables, en quantité beaucoup plus considérable que dans les eaux de source de la rive gauche de la Saône. Pour que ce sel donnât lieu à la formation de grumeaux avec le savon, il faudrait qu'une eau en contînt une quantité presque égale à celle de l'eau de Saint-Alyre; or, ce n'est là le cas d'aucune eau potable : l'eau de Saint-Alyre doit être considérée comme une eau minérale gazeuse et saline. Toutes les fois donc que le savon forme des grumeaux en se dissolvant dans une eau ordinaire, c'est au sulfate de chaux et aux autres sels directement solubles qu'il faut attribuer ce phénomène, et non au carbonate de chaux, que son excès d'acide carbonique protége contre l'influence décomposante du savon.

rale, la constance de la température normale de l'eau, importe particulièrement à l'industrie de la teinture, dans l'un de ses modes d'action qui a pris un grand développement depuis quelques années, l'impression sur étoffes, qui n'est autre chose que la teinture par application. Tout le monde, sait qu'après une opération qui consiste à appliquer la couleur sur un tissu quelconque, au moyen d'une planche ou d'un rouleau gravé et enduit d'une liqueur tinctoriale, et quand on a fait pénétrer, par la vapeur, les principes colorants dans la substance de l'étoffe, on la lave à grande eau, pour entraîner la couleur non fixée avec les particules insolubles qui y sont restées adhérentes. Si alors la température de l'eau est chaude, à peu près comme celle de l'atmosphère en été, ou si elle est presque glacée comme l'air en hiver, elle facilite dans le premier cas, l'action dissolvante du liquide de lavage, et peut s'opposer dans le second, à ce qu'il entraîne toutes les parties solubles : il en résulte que certaines nuances sont plus ou moins altérées, et qu'en général la couleur ne se produit pas d'une manière uniforme, et ne donne pas à l'étoffe, cette égalité de teinte qui en fait la beauté.

Un autre point reste encore à considérer, c'est l'influence des sels calcaires sur les couleurs, dans la teinture.

Voici, à cet égard, ce que les teinturiers remarquent tous les jours : Ces sels avivent généralement l'intensité des couleurs, en fonçant les nuances sans altérer leur fraîcheur et leur éclat. Cette action est tellement appréciée par ces industriels, qu'à Lyon, ils placent, autant que possible, leurs établissements, dans des quartiers où se trouvent des eaux de source. Leur opinion est qu'ils en obtiennent de plus belles couleurs avec une économie notable dans la quantité des matières tinctoriales. Aussi font-ils grand cas, pour les nuances claires particulièrement, des eaux calcaires, même de celles dont ils ne peuvent faire usage pour le décrusage de la soie. Les teinturiers en noir n'ont pas remarqué de différence entre l'emploi des eaux de source et des eaux de rivière. Ils préfèrent seulement ces dernières pour le décrusage (1).

(1) Un de messieurs les teinturiers avec lesquels j'ai fait des expériences dont je parlerai dans un autre chapitre, M. Conte, m'a rapporté un fait très satisfaisant pour nos fabriques lyonnaises.

Un point essentiel pour les eaux destinées à la teinture, c'est de ne pas varier dans leur composition. Des changements plus ou moins fréquents dans la nature chimique de ces eaux, amènent des incertitudes dans l'emploi des drogues dont se servent les teinturiers, d'où peut résulter la non-réussite de leurs opérations, si importantes cependant, à Lyon, eu égard à la

Cet estimable industriel, par amour pour son art, et dans le but de découvrir des procédés non usités dans notre ville, n'a pas craint de quitter momentanément la position honorable qu'il occupe à Lyon, où il est propriétaire, afin de parcourir la Suisse, les provinces rhénanes, la Prusse, la Saxe et l'Autriche. Muni de recommandations que le ministre des relations extérieures s'était empressé d'adresser à tous nos consuls, sur la demande de M. Prunelle, alors maire de Lyon, de M. Fulchiron, député du Rhône, et de M. Rémond, membre de la chambre de commerce de Lyon. Il n'en travaillait pas moins comme simple ouvrier, pour ne pas éveiller de soupçon de la part des teinturiers étrangers. Entr'autres résultats de son voyage, M. Conte a rapporté d'Allemagne, la manière de faire la nuance rouge appelée *rubis*, plus belle que le *cramoisi*, et que l'on obtient à moins de frais, et le procédé actuellement adopté dans tous les ateliers importants, procédé par lequel on étire la soie mouillée à l'eau de savon, pour lui donner, après la teinture,

valeur de la matière que l'industrie fait passer entre leurs mains.

Après cela, je dirai ici, comme je l'ai fait déjà à l'égard des qualités hygiéniques des eaux potables, que l'analyse chimique n'explique pas absolument tout dans l'effet tinctorial de ces eaux. On sait que telle teinture réussit mieux dans un pays que dans un autre, où l'on suit les mêmes

ce lustre extraordinaire qu'on ne pouvait obtenir auparavant, qui se transmet aux étoffes, et en vertu duquel les fabriques lyonnaises peuvent, maintenant, présenter, sur les divers marchés, des peluches noires pour chapeaux, en concurrence avec celles des fabriques prussiennes.

M. Conte m'a assuré qu'il n'existe, à sa connaissance, qu'un seul établissement, situé à Bâle, dans un lieu favorisé d'une eau très vive, où l'on teint le blanc, de manière à pouvoir rivaliser avec cette nuance teinte à Lyon, dans les établissements qui en ont en quelque sorte le monopole, non-seulement pour notre ville, mais encore pour celles de St-Chamond, de St-Étienne, d'Avignon, etc., grace à une eau très calcaire qui sort de la colline à laquelle sont adossés les ateliers. « Dans tous les autres lieux, m'a dit M. Conte, à Zurich, sur les bords de la Limat, dans la Prusse rhénane, à Crevelt, à Eberfelt, de même qu'à Berlin, je n'ai trouvé que des eaux extrêmement douces, semblables à celles de la Saône, avec lesquelles on fait très bien les noirs de pelu-

procédés, et bien que la différence de composition chimique des eaux, ne puisse donner une explication complètement satisfaisante de ce fait. — La connaissance chimique d'une eau destinée à la teinture, ne suffit donc pas seule pour affirmer que cette eau convient à toutes les opérations de cet art; l'expérience, la pratique, l'usage doivent encore être consultés dans ce cas. D'après cela, lorsqu'il s'agit d'é-

ches destinées aux chapeaux d'hommes, mais qui ne peuvent donner des blancs et des couleurs claires semblables aux produits des ateliers lyonnais, pourvus d'eau de source. »

Un fait à noter, à côté de celui qui précède, c'est qu'à Lyon, tous les teinturiers de soie en noir, *sans une seule exception*, sont établis sur les bords de la Saône, tandis que des teinturiers en couleurs ont accaparé le peu de sources qui ne sont pas une propriété publique: tels sont, par exemple, M. Gonin et, M. Renard jeune, à St-Benoît; M. Bertholon et quelques autres teinturiers, hors la porte St-Clair; M. Farges, à la Boucle; M. Renard aîné, à la Quarantaine; et en dernier lieu, (sans compter ceux que je ne nomme pas), MM. Guinon et Chabaud, demeurant actuellement aux Brotteaux, qui viennent d'acheter de M. Chinard, premier adjoint de la mairie de Lyon, le clos ayant appartenu au sculpteur Chinard, à Pierre-Scize, dans lequel sont d'abondantes sources d'eau vive.

tablir un choix entre plusieurs eaux, pour un atelier de teinture, il faut s'adresser aux teinturiers, aux indienneurs qui l'emploient, s'il y en a dans la localité, et, dans le cas contraire, pratiquer, des expériences variées, sur diverses matières colorantes, pour s'assurer des effets de chacune des eaux entre lesquelles on peut choisir.

Résumé.

Il résulte de ce qui précède qu'une eau, pour être employée avec tous les avantages désirables aux travaux de l'industrie, et particulièrement au blanchîment, à la teinture, et à l'impression sur étoffes :

Doit être limpide en tout temps;

Doit avoir une température et une composition constantes;

Doit dissoudre parfaitement le savon, s'il s'agit du blanchîment;

Il est aussi utile, s'il n'est pas absolument indispensable, qu'elle contienne une quantité suffisante de sels calcaires, pour obtenir des blancs plus parfaits sur soie, pour aviver les couleurs et économiser les matières tinctoriales, s'il s'agit spécialement de la teinture;

Elle doit, enfin, avoir été éprouvée, ou par l'usage, ou du moins par des expériences faites avec les principales substances colorantes.

Une remarque importante ressort en outre de ce qui a été dit dans ce chapitre, c'est que l'on doit regarder comme un préjugé, comme une erreur, cette opinion absolue de Berthollet et de beaucoup de savants, que l'eau, ne peut être propre à la teinture, qu'à la condition de dissoudre parfaitement le savon. L'emploi avantageux que font quelques teinturiers lyonnais d'eaux réellement séléniteuses, pourle blanc et certaines nuances claires, est un démenti formel à cette opinion, basée sur le raisonnement et non sur l'expérience.

CHAPITRE SEPTIÈME.

Parallèle entre l'eau des quatre sources réunies et l'eau du Rhône.

Comparaison sous le rapport des propriétés physiques:

LIMPIDITÉ, FILTRATION.

Pour établir une comparaison entre les eaux des quatre sources réunies et l'eau du Rhône, j'ai démontré d'abord que les premières étaient à peu près identiques, et j'ai fait connaître la composition tout-à-fait analogue à celle de chacune en particulier, de l'eau qui résultera de leur mélange et qui doit être amenée à Lyon; puis, pour avoir une règle d'appréciation, j'ai dû établir ensuite, quels étaient les caractères d'une bonne eau potable, et sous le rapport hygiénique, et sous le point de vue industriel. Ces préliminaires indispensables posés, j'entre maintenant dans l'étude comparative des deux espèces d'eaux. Chaque chapitre sera consacré à les comparer relativement à l'un des caractères reconnus être nécessaires pour qu'une eau potable soit réputée de bonne nature. Dans celui-ci, j'établirai leur parallèle, sous le rapport de la *limpidité*, et m'occuperai, par conséquent, de la *filtration*, de ses avantages et de ses inconvénients.

L'eau des quatre sources est, en tout temps, d'une limpidité si parfaite, que, sous ce rapport, il serait impossible de trouver mieux.

En été comme en hiver, après les orages et dans les temps pluvieux comme après une longue série de beaux jours, elle est invariablement dans le même état ; ce qui s'explique d'une manière bien simple, par cette circonstance que la région souterraine, où sont les réservoirs naturels d'où elle sort, se trouve à quarante ou cinquante mètres au dessous de la surface du plateau, par conséquent, dans cette zône de l'écorce terrestre, où la température est invariable. Comment, à cette profondeur, les phénomènes météorologiques pourraient-ils avoir quelque influence sur elle ? Cette eau arrivera donc toujours aussi limpide que fraîche à nos fontaines publiques et dans nos habitations , sans qu'il ait fallu d'autres efforts pour cela , que de lui donner la pente nécessaire à son écoulement, et d'autres précautions , que d'empêcher qu'elle ne soit troublée dans son canal de dérivation.

L'eau du Rhône, au contraire, en aucun temps n'est complétement limpide , et pendant huit ou neuf mois de l'année , elle entraîne une si grande quantité de limon ou matière terreuse , qu'elle est alors trouble , grisâtre ou jaunâtre , et désagréable de saveur comme d'aspect.

S'il s'agissait de livrer cette eau à la consommation , telle qu'elle coule dans le lit du fleuve , il n'y aurait pas de comparaison sérieuse à établir entre elle et celle des quatre sources réunies. Cette supposition n'étant nullement admissible , il faut donc songer à lui rendre, par la filtration , la limpidité qui lui manque.

Mais la filtration est-elle une opération tellement simple et facile , tellement sûre dans ses résultats, que l'on puisse mettre en parallèle l'eau filtrée avec celle que la nature nous fournit sans interruption , fraîche et limpide ? C'est ce que je vais examiner, maintenant, en parlant des différents modes qui ont été proposés ou adoptés, pour donner à l'eau de rivière la limpidité qu'elle n'a presque jamais.

Adoptera-t-on le moyen le plus simple, le repos? Mais, qui ne comprend tout de suite, comme le fait observer M. Arago, dans son excellent rapport sur le filtre-Fonvielle, qu'il ne faudrait pas moins de *huit ou dix bassins* séparés, ayant *chacun* assez de capacité, pour contenir *toute la quantité d'eau nécessaire à la consommation d'un jour*, c'est-à-dire, pour notre ville, celle de *huit à dix millions de litres* (1), ce qui ferait pour chaque bassin, environ sept fois la contenance de celui du Jardin-des-Plantes de Lyon.

Des expériences très intéressantes et des calculs faits à Bordeaux, par M. Leupold, ont constaté, en effet, qu'après dix jours de repos absolu, l'eau de la Garonne, prise en temps de crue, n'est pas encore revenue à sa limpidité naturelle. Des essais analogues faits à Lyon avec l'eau du Rhône fortement chargée de limon, ont donné les mêmes résultats qu'à

(1) La ville demande six millions de litres pour les fontaines publiques; elle demande, en outre, jusqu'à trois millions de litres pour les particuliers.

Bordeaux, c'est-à-dire que dix jours ont à peine suffi pour qu'elle laissât déposer toute sa matière terreuse en suspension. Ce moyen est donc inadmissible. N'aurait-il pas, d'ailleurs, l'inconvénient de rapprocher encore la température de l'eau de celle de l'atmosphère, et de lui communiquer par la décomposition des matières reganiques déposées avec le limon, les mauvaises qualités des eaux stagnantes?

On obtient, il est vrai, une précipitation rapide et presque instantanée des matières terreuses tenues en suspension dans l'eau, en y faisant dissoudre une certaine quantité d'alun. Mais faut-il sérieusement combattre l'emploi de ce moyen, qui altère la pureté chimique de l'eau? Ne vaut-il pas mieux répondre comme cet ingénieur anglais dont parle M. Arago, qui disait à-propos de l'alunage de l'eau : *Ah! que me proposez-vous : l'eau, comme la femme de César, doit être à l'abri du soupçon!*

Mentionnerai-je les essais de filtrage opérés sans succès en divers pays, et particulièrement les tentatives faites sur une grande échelle, à Glasgow? M. Arago en parle de manière à dégoûter d'une semblable entreprise : « *C'est par* « *millions,* dit ce savant, *qu'il faudrait comp-*

« *ter les sommes que l'on y a employées. Ces*
« *essais cependant n'ont pas réussi ; ils sont*
« *devenus, au contraire, la cause de la ruine*
« *de plusieurs puissantes compagnies* (1). »

L'immense établissement de filtration d'eau de la Seine au charbon, (seul mode de clarification parfaite), qui existe à Paris, rue Saint-Paul, et qui a coûté quinze cents mille fr., ne fournit à la consommation, que dix à douze pouces fontainiers (2), soit deux mille à deux mille quatre cents hectolitres par jour. Ses propriétaires avouent que poussant leurs opérations au plus haut degré qu'elles puissent atteindre, sans aucun dérangement des appareils, ils pourraient à peine clarifier vingt pouces en vingt-quatre heures : c'est moins de la vingtième partie de la quantité demandée pour la ville de Lyon.

Aucune méthode artificielle de filtrage, comme le dit M. Arago (3), *ne peut réussir*,

(1) Rapp. sur le filtre-Fonvielle.

(2) Le pouce fontainier représente un débit de vingt mètres cubes d'eau par vingt-quatre heures ;

Le mètre cube d'eau contient mille litres ;

Le pouce fontainier est donc de vingt mille litres par jour.

(3) Rapp. déjà cité.

si l'on n'a des moyens prompts , économiques et certains de nettoyer les filtres ; car il résulte du dépôt qui se forme, un sérieux obstacle à la filtration, une interruption de la fourniture d'eau, et une dépense notable pour enlever cette énorme quantité de matière terreuse ; j'ajouterai encore que , sans un curage continuel , l'eau ne peut manquer de s'altérer, soit par l'absorption d'une partie de l'air qu'elle contient, si toutefois les couches filtrantes sont aptes à purifier complètement le liquide , soit par la décomposition des matières organiques contenues dans le dépôt, soit enfin par la dissolution d'une partie du limon terreux. — Il a été constaté, en effet, dans la filtration de l'eau de la Seine, qu'elle perd , par cette opération , une partie de l'air qu'elle contient, et qu'elle peut contracter, quand le filtre n'est pas fréquemment nettoyé, une saveur un peu semblable à celle de l'eau marécageuse. Quant à la dissolution des matières terreuses, je m'en suis assuré moi-même en comparant, le même jour, l'eau du Rhône prise dans le courant, et filtrée au papier, avec la même eau rendue limpide par un filtre établi pour l'usage du grand séminaire : l'eau, après avoir passé par ce filtre, qui n'avait pas été nettoyé depuis quelque temps, était sensiblement plus chargée de sulfate de chaux et de chlorures, comme le prouvent les expériences suivantes que j'ai faites comparativement :

RÉACTIFS.	Eau du Rhône, prise dans le courant, et filtrée au papier.	Eau du Rhône, filtrée au Séminaire.
Chlorure de baryum, — puis addition d'acide azotique.	Trouble léger. —Vingt-quatre heures après, dépôt sensible.	—Trouble très sensible. — Après une heure, léger dépôt.
Azotate d'argent, — puis addition d'acide azotique.	Trouble très peu marqué.—Vingt-quatre heures après, point de dépôt, la liqueur reste un peu trouble.	Trouble très marqué. — Après une heure, un dépôt commence à se former. —Vingt-quatre heures après, dépôt sensible.
Oxalate d'ammoniaque.	—Trouble instantané. —Après une heure, dépôt assez abondant.	Trouble instantané. — Après une heure, dépôt assez abondant, plus considérable que dans l'eau filtrée au papier.

Il faut remarquer, au sujet de cette expérience, et de toutes les analyses de l'eau du

Rhône mentionnées dans ce Mémoire, que l'eau de rivière sur laquelle on opère dans un laboratoire de chimie pour reconnaître sa composition, possède une limpidité impossible à réaliser en grand ; car, elle a été préalablement filtrée, au moyen d'un papier privé de toute substance saline. Or, si la même eau était livrée à la consommation d'une ville comme Lyon, on ne pourrait purifier aussi parfaitement les neuf ou dix millions de litres distribués tous les jours.

Pour éviter les inconvénients qui viennent d'être signalés, adoptera-t-on le meilleur des procédés de filtrage artificiel, pour clarifier l'eau en grande quantité, celui de M. Henri de Fonvielle, dont M. Arago a fait un très bel éloge, dans son Rapport à l'Académie des sciences ? Ce filtre présente, en effet, de grands avantages sur tous ceux que l'on avait employés jusqu'à ce jour. Comme le filtrage s'y opère par l'effet de la pression, le liquide passe avec une telle rapidité, que l'on peut obtenir un volume d'eau considérable, par l'emploi d'un assez petit appareil. Avec ce filtre, on ne craint plus, en outre, l'accumulation du dépôt terreux, et les inconvénients qui en résultent ; car ce dépôt est fréquemment entraîné par un moyen aussi simple

que puissant : il consiste dans l'action de deux
courants contraires, dans les chocs, dans les
secousses brusques, dans les remous qui en
résultent. Pour nettoyer le filtre hermétique-
ment fermé, l'ouvrier chargé de cette opération,
ouvre, tout-à-coup, simultanément ou presque
simultanément, les robinets des tuyaux qui
mettent le dessus et le dessous de l'appareil
en communication avec le réservoir élevé, ou
avec le corps de pompe qui renferme l'eau alimentaire. Le filtre se trouve ainsi traversé brusquement, et en sens opposés, par deux courants
dont l'effet peut être assimilé à celui que la
blanchisseuse fait éprouver au linge qu'elle
manipule : ces courants, en tous cas, ont certainement la propriété de détacher du gravier
filtrant, des matières terreuses, qui, sans
cela, y seraient restées adhérentes (1). Lorsque
M. Arago a lu son Rapport à l'Institut, ce procédé était depuis huit mois en action à l'Hôtel-
Dieu de Paris ; une même couche de sable de
moins d'un mètre en surface, y avait fonctionné
sans interruption ; on n'avait point eu à la renouveler, et cependant, dans cet intervalle, la

(1) M. Arago, Rapport cité.

Seine avait été quelquefois extrêmement bourbeuse, et douze millions, au moins, de litres
d'eau avaient traversé l'appareil (1).

Impossible donc de contester la supériorité
du filtre-Fonvielle; le témoignage d'un savant
comme M. Arago, ne peut laisser le plus léger
doute à cet égard.

Toutefois, des objections assez graves peuvent
être faites à l'emploi de ce moyen, pour une
fourniture générale d'eau à la ville de Lyon.

Et d'abord, que l'on songe bien à l'énorme
quantité de liquide qu'il faudra filtrer : il ne s'agit
plus ici d'une épuration de *douze millions de
litres en huit mois*, mais bien d'environ *dix
millions en vingt-quatre heures*. Ne peut-on
pas rencontrer des obstacles imprévus dans une
application de ce procédé, sur des proportions
aussi colossales? Ne voit-on pas tous les jours,
dans l'industrie, des désappointements cruels
survenir dans l'application en grand, d'essais
qui avaient été faits sur de petites proportions?

Que fera-t-on de la boue liquide qui sera
expulsée du filtre? Dans le temps où le fleuve
est complètement trouble, ce qui est son état le

(1) M. Arago, Rapport cité.

plus ordinaire, il s'en formera des quantités énormes, comme vont le prouver les faits suivants :

Trois expériences ont été faites, l'une au mois de mars 1839, les deux autres dans le courant d'avril suivant, pour reconnaître la quantité de matières tenues en suspension dans l'eau du Rhône, en temps de crue ; chaque expérience était exécutée sur cinq litres d'eau puisée dans le courant ; en voici les résultats :

Quantité du résidu
sec, par litre.

1re expérience. — La crue du fleuve étant dans la période d'ascension. . . . . o^{gram.} 63

2e expérience, — faite dans la période de décroissance de la crue. . . . . o 35

3e expérience. — La crue étant à peu près à son maximum . o 98

Il résulte de ces faits, qu'au maximum de la crue, la quantité de matière terreuse séparée par le filtre de dix millions de litres d'eau du Rhône, en vingt-quatre heures, ne s'élèverait pas à moins de *neuf mille huit cents kilo-grammes* par jour.

Une autre expérience ayant été faite pour constater, non le poids, mais le volume des matières en suspension dans l'eau du Rhône, au maximum de la crue, ce volume s'est trouvé être dans les mêmes proportions que celui qui est fourni par l'eau de la Seine, également à son maximum d'élévation et de trouble. Or, il a été constaté que celle-ci, filtrée au moyen de l'appareil-Fonvielle de l'Hôtel-Dieu, fournissait par douze à treize cents hectolitres filtrés en vingt-quatre heures, vingt-cinq à trente mille pouces cubes de matières terreuses (1), ce qui ferait, pour l'eau nécessaire à Lyon, en vingt-quatre heures, à peu près *douze cent cinquante pieds cubes* de ces matières.

Que faire de toute cette boue? Car, les habitants des quartiers voisins de l'établissement du filtrage ne souffriraient pas qu'on la versât régulièrement sur le pavé. Ne faudra-t-il pas lui établir une voie pour la reconduire dans

(1) Ce fait est consigné dans une lettre de M. J. Mareschal, directeur de la compagnie du filtrage-Fonvielle, du 2 mars 1839.

le fleuve ? Ne pourra-t-elle pas y former des attérissements, en se déposant continuellement au débouché de son conduit ?

Autre objection : la filtration sera-t-elle bien complète, en opérant sur une aussi énorme quantité d'eau ? La solution de cette question est au moins douteuse. Un témoin, qui a vu opérer le filtre-Fonvielle, conteste même que la limpidité de l'eau obtenue avec celui de l'Hôtel-Dieu, soit parfaite. Voici ce qu'on lit dans une lettre d'un citoyen honorable, M. Pellegrin, adressée d'Aix-les-Bains au *Courrier de Lyon* (n° du 5 août 1838) : « Sans nul doute, le procédé de filtrage « de M. de Fonvielle, est celui qui vaut le mieux « pour être appliqué à de grandes masses d'eau, « parce qu'il est le plus expéditif. Mais, j'ai « regret à le dire, avec ce procédé, on ne « peut pas soutenir que la filtration soit com- « plète ; car, après cette opération, quoique « l'eau soit assez claire, on y voit encore, en « l'examinant de près, des points et des fila- « ments en suspension. J'ai assisté à des expé- « riences faites dans le cours du dernier au- « tomne, à l'Hôtel-Dieu de Paris, en présence « de M. de Fonvielle lui-même, et d'un de ses « concurrents, M. Jaminet ; le premier fut

« obligé de convenir que le mode employé par
« M. Jaminet, épurait mieux que le sien ; mais
« il dit à ce dernier, qu'avec ce procédé , il ne
« pourrait jamais opérer que sur de faibles
« quantités , et en cela il avait raison. Je vis
« donc alors que pour avoir de l'eau de rivière
« filtrée, il fallait opter entre un moyen prompt,
« mais imparfait, et un moyen excellent, mais
« inapplicable aux besoins d'une grande ville ,
« à cause de sa lenteur. »

Le reproche le plus grave que l'on puisse faire à la filtration artificielle, par le procédé Fonvielle, c'est que loin de modifier utilement la température de l'eau de rivière , presque tiède en été , et presque glacée en hiver, cette opération ne pourra que rapprocher de plus en plus cette température de celle de l'atmosphère, d'où il résultera que durant les mois de juin, de juillet et d'août, elle dépassera le degré de chaleur même du Rhône, et que pendant ceux de décembre et de janvier, elle pourra, en s'abaissant peu à peu, amener la congélation de l'eau dans les tuyaux, et peut-être dans l'appareil lui-même. Ce résultat ne saurait être douteux : pour opérer la filtration, il faudra, en effet, comme l'a reconnu le directeur de la compagnie Fonvielle, élever l'eau à vingt mètres au dessus du point où fonctionnera le filtre, et par conséquent au dessus du réservoir, d'où la masse du liquide ira se répandre dans tous les quartiers de la ville; de telle sorte, que si le bassin du Jardin-des-Plantes, à Lyon, était utilisé pour ce service, il faudrait porter l'eau du Rhône à vingt mètres au dessus des appareils, qui en auraient eux-mêmes deux ou trois de hauteur, ce qui formerait une surélévation totale de vingt-deux à vingt-trois mètres, ou soixante-et-dix pieds à peu près au dessus de ce réservoir (1).

(1) *Extrait d'une lettre de M. Jules Mareschal, directeur de la compagnie du filtrage-Fonvielle, (Paris, 2 mars 1839).*

« En ce qui concerne d'abord la question que vous
« m'adressez, relativement à l'élévation nécessaire des
« eaux pour l'opération du filtrage, il est bien cons-
« tant que, pour le fonctionnement des filtres, il
« faut, de nécessité, que le bassin alimentaire soit
« porté à vingt mètres pleins au dessus du point où
« doit se faire la filtration, c'est-à-dire que, si, par
« exemple, le niveau du bassin du Jardin botanique
« et des quartiers les plus bas de la ville, est à trente-
« un mètres au dessus du niveau de l'étiage du fleuve,
« il faudra, indispensablement, non-seulement élever

Si maintenant, à toutes ces objections, à tous ces inconvénients signalés, je viens à ajouter les interruptions du filtrage qui devront avoir lieu plusieurs fois par jour pour le nettoiement de l'appareil, le dérangement possible des machines, les soins continuels qu'elles demanderont, on conviendra, malgré la supériorité reconnue du filtre-Fonvielle, que ce moyen, excellent, quand on est absolument obligé de clarifier l'eau, ne saurait empêcher de donner la préférence, à des eaux qui sont parfaitement et toujours limpides, leur état de limpidité n'étant pas l'œuvre des hommes, mais le fait de la nature.

« les eaux à ces trente-un mètres, mais encore à une
« hauteur de vingt-deux mètres de plus, en tout cin-
« quante-trois mètres, et que le niveau du plateau de
« La Croix-Rousse et de St-Just étant de quatre-vingt-
« dix mètres au dessus de cet étiage, il faudra élever
« la partie d'eau destinée à ce second service, à cent
« douze mètres (346 pieds).

« Ainsi, le système filtrant étant établi sur le sol,
« se trouvera dominé, des deux parts, par une co-
« lonne de vingt-deux mètres, qui, à raison de la
« hauteur des appareils, laissera une pression franche
« de vingt mètres, disponible pour le fonctionnement
« des filtres. »

Après avoir reconnu les difficultés de la filtration par des appareils établis sur le sol, pour une fourniture d'eau aussi considérable que celle nécessaire à la ville de Lyon, proposera-t-on d'adopter la filtration souterraine employée avec succès à Toulouse? Si par elle on arrive aux conditions de limpidité et de température présentées par l'eau de source, il y aura parité entre l'eau du Rhône et celle-ci, sous ces deux rapports, et nul doute qu'alors le choix ne devienne indifférent, toutes choses supposées égales d'ailleurs.

Examinons donc s'il sera possible de donner à l'eau du Rhône, par la filtration souterraine, la constance de température et de limpidité des eaux de source; et d'abord, voyons comment pourra se faire cette épuration, en imitation de celle qui s'opère naturellement.

Pour la réaliser, il faudra adopter un des deux modes suivants : *ou un immense puisard,* — *ou une longue étendue de galeries.*

Avec un puisard très rapproché du lit du fleuve, l'eau différera peu par sa composition de celle du courant; mais, par cela même, on ne l'aura pas suffisamment limpide. Vainement alléguerait-on que les puits ou pompes placés sur les quais de notre ville donnent toujours de l'eau très claire. La disproportion est si grande entre le puisard d'une pompe ordinaire et celui ou ceux dont le creusement serait nécessaire pour le service de toute la ville de Lyon, que ces exemples ne peuvent donner lieu à aucune induction sérieuse. Quelle est, en effet, la pompe dont le puisard ait à fournir plus de deux mille sceaux d'eau par jour? Comparez ce produit avec celui nécessité pour la fourniture générale, qui serait à peu près *quatre cent cinquante fois* plus considérable, et formerait un cours d'eau continu de trente-cinq centimètres de hauteur, sur un mètre de largeur (un pied sur trois), avec une vitesse de trente centimètres par seconde! Le seul énoncé de ces chiffres démontre que le passage de l'eau du Rhône, au travers du terrain qui séparerait le puisard du lit du fleuve, serait nécessairement rapide; ce qui ne permettrait pas une purification aussi complète que celle qui aurait lieu par une filtration lente.—Notez encore qu'elle conserverait, dans le premier cas, la température de l'eau du courant.

Placera-t-on le puisard à une plus grande distance du fleuve? Mais alors la composition chimique de l'eau sera nécessairement changée.

J'ai constaté, en effet, par des essais comparatifs avec l'eau du courant du Rhône, que celle obtenue par infiltration naturelle, à la pompe de la place Tholozan et à celle de la place Saint-Clair, toutes deux isolées des habitations, et qui ne sont pas éloignées du lit du fleuve, de plus de quinze à vingt mètres, devenait très impure par cette filtration ; on en jugera par le tableau suivant :

RÉACTIFS.	Eau du Rhône, prise dans le courant, et filtrée au papier.	Eau du Rhône, filtrée naturellement à la pompe de la place Tholozan.	Eau du Rhône, filtrée naturellement, à la pompe de la place St-Clair.
Chlorure de baryum, puis acide azotique.	Trouble léger. —Vingt-quatre heures après, dépôt sensible.	—Trouble instantané. — Après une heure, dépôt abondant.	—Trouble instantané. —Après une heure, dépôt abondant.
Azotate d'argent, puis acide azotique.	—Trouble très peu marqué. —Vingt-quatre heures après, point de dépôt, la liqueur reste un peu trouble.	—Trouble instantané. — Après une heure, dépôt abondant, un peu moins marqué que dans l'eau de la place St-Clair.	—Trouble instantané très marqué. —Après une heure dépôt extrêmement abondant.

RÉACTIFS.	Eau du Rhône, prise dans le courant, et filtrée au papier.	Eau du Rhône, filtrée naturellement à la pompe de la place Tholozan.	Eau du Rhône, filtrée naturellement à la pompe de la place St-Clair.
Oxalate d'ammoniaque.	—Trouble instantané.—Après une heure, dépôt assez abondant.	—Trouble prompt à se former.—Après une heure, dépôt un peu moins abondant que dans l'eau de St-Clair.	—Trouble très prompt à se former.—Après une heure, dépôt très abondant.
Savon.	—Dissolution parfaite avec nuance lactescente.	—Décomposition du savon; il vient se caillebotter à la surface du liquide.	—Décomposition du savon; il vient se caillebotter à la surface du liquide.

L'examen de ce tableau prouve que l'eau du Rhône, qui, naturellement, a peu de sulfates et de chlorures, et forme une dissolution savonneuse parfaite, contient une grande quantité de ces sels, et décompose le savon, quand elle a filtré seulement au travers de quinze à vingt mètres du sol de la place Tholozan et de la place Saint-Clair.

On peut dire, il est vrai, que le terrain, dans ces deux localités, est peut-être formé par des remblais contenant beaucoup de plâtras; mais j'ai trouvé, en faisant des expériences semblables aux précédentes, avec l'eau qui filtre par le banc d'alluvion, placé sur la rive gauche du Rhône, dans le lieu appelé *le Grand-Camp*, et en d'autres points, vis-à-vis du quai Saint-Clair, que, sans être tout-à-fait aussi altérée que celle de la rive droite, elle l'était cependant d'une manière très notable, comme on va le voir par le tableau suivant :

RÉACTIFS.	Eau du Rhône, prise dans le courant et filtrée au papier.	Eau du Rhône, infiltrée dans le terrain du Grand-Camp	Eau d'une pompe sur la rive gauche du Rhône, près les bains Tonnelier (1).
Chlorure de baryum, puis acide azotique.	—Trouble léger. —Vingt-quatre heures après, dépôt sensible.	—Trouble instantané. —Après une heure, léger dépôt.	—Trouble instantané et marqué. —Après une heure, dépôt déjà abondant.
Azotate d'argent, puis acide azotique.	—Trouble très peu marqué. —Vingt-quatre heures après, point de dépôt, la liqueur reste un peu trouble.	—Trouble très sensible. —Après trois quarts d'heure, point de dépôt.	—Trouble très marqué. —Après trois quarts d'heure, dépôt abondant.
Oxalate d'ammoniaque.	—Trouble instantané. —Après une heure, dépôt assez abondant.	—Trouble très marqué. Dépôt abondant.	—Trouble plus marqué que dans l'eau du Grand-Camp. —Après une heure, le dépôt est déjà très abondant.

(1) Plus on s'éloignera du Grand-Camp, en se rapprochant du pont Morand, plus on sera exposé à trouver l'eau impure.

RÉACTIFS.	Eau du Rhône, prise dans le courant, et filtrée au papier.	Eau du Rhône, infiltrée dans le terrain du Grand-Camp.	Eau d'une pompe sur la rive gauche du Rhône, près les bains Tonnelier.
Savon.	—Dissolution parfaite avec nuance lactescente.	—Décomposition partielle du savon; des grumeaux viennent à la surface du liquide.	—Le savon ne se dissout pas sans se décomposer; à la suite de sa décomposition, des grumeaux abondants viennent à la surface de l'eau.

Ainsi, l'eau du Rhône, même en filtrant dans un terrain formé naturellement, devient impure et enlève au sol assez de sulfate de chaux et de chlorure de calcium pour décomposer *une partie du savon que l'on y dissout.*

J'abandonne maintenant l'idée d'établir un ou plusieurs puisards, et j'aborde le système des galeries, analogues à celles qui ont été mises en usage à Toulouse.

Mais, d'abord, où les placerait-on?

Pour avoir la limpidité et la température strictement nécessaires, il faudrait, d'après l'expérience acquise à Toulouse, creuser le galeries-filtres à la distance de cinquante mètres (cent cinquante pieds) du rivage du fleuve, ce qui me met dans le cas de répéter, que la qualité d'eau potable, et d'eau propre au blanchiment, pourrait être plus ou moins altérée, suivant la nature du terrain où la filtration s'opérerait. La rive droite, en amont de la ville, où un escarpement élevé borde le Rhône, se trouvant naturellement exclue par le manque d'espace, on ne peut songer qu'à la rive opposée. Rien n'empêcherait, je pense, d'y établir des galeries, mais la composition du terrain ne serait guère favorable; c'est ce que prouve la dernière expérience rapportée : on sait d'ailleurs que le sol, sur ce point, est formé d'alluvions vaseuses qui ont peu à peu recouvert d'anciens marécages; on aurait donc là, probablement, d'aussi mauvaise eau que celle de certaines pompes du milieu de la presqu'île Perrache. Que si l'on se rapprochait des Brotteaux, l'inconvénient de l'altération chimique de l'eau serait plus grave encore, puisqu'elle s'y trouverait en contact avec un sol remblayé en partie par des platras. J'ai reconnu, au moyen de nombreux essais, que les eaux obtenues par infiltration, entre le Grand-Camp et la place Louis XVI, sont très impures; elles dissolvent mal le savon, et incrustent fortement les chaudières où on les fait bouillir.

Si la ville de Toulouse a réalisé assez heureusement ce mode de filtration , c'est grace à certaines circonstances naturelles, admirablement mises à profit par l'un des premiers ingénieurs de France, M. d'Aubuisson (1), qui , lui-même, avait reçu quelques indications, de notre illustre compatriote feu M. de Prony.

Ainsi, il y a entre Toulouse et le faubourg Saint-Cyprien, un banc de gravier formé par la Garonne, depuis une cinquantaine d'années , dans une position identique à celle d'une île qui serait placée entre le quai Saint-Clair à Lyon et les Brotteaux. Confinant au faubourg , quand les eaux sont basses, ce dépôt de gravier est assez vaste , pour que l'on ait pu y établir neuf cents mètres courants de galeries, d'où l'on extrait environ 200 pouces d'eau potable, par jour.

La forte chute de huit mètres que subissent les eaux de la Garonne, tant en amont qu'en aval de Toulouse , a dispensé de l'emploi d'une machine à vapeur , et a permis de disposer une très belle chute particulière de cinq mètres quarante-sept centimètres (seize pieds et demi) pour servir de moteur aux machines, qui, élèvent ainsi gratuitement le liquide, à la partie supérieure d'un châ-

______

(1) L'auteur du *Traité d'hydraulique*.

teau d'eau, bâti sur un emplacement analogue à ce qu'est à Lyon, la place Louis XVI, aux Brotteaux. On y voit, enfin, près de l'édifice hydraulique, au lieu d'un pont de bois comme le pont Morand, un pont en pierre, semblable à celui de Notre-Dame de Paris, dont il est contemporain. L'eau, en descendant de la cuvette du château, passe, à conduite forcée, dans le massif de ce pont, pour remonter dans la ville, à une hauteur de vingt mètres au dessus du niveau de la rivière (1), et pour être distribuée ensuite dans les divers quartiers de la ville.

Les avantages qui viennent d'être mentionnés, ne sont pas à notre disposition, pour obtenir l'eau du Rhône, filtrée de cette manière, et il ne serait pas facile d'y suppléer. Ainsi, par exemple, si j'avais à considérer le filtrage sous d'autres rapports que celui de son influence sur la qualité de l'eau, je pourrais remarquer d'abord, que vu l'absence d'une force motrice à la fois immense et gratuite, comme celle qui résulte de la chute d'un fleuve, il faudrait, à perpétuité, brûler d'autant plus de houille, que l'on voudrait avoir une plus

____

(1) La hauteur désignée pour le point d'arrivée des eaux à Lyon, est de moitié plus considérable.

grande quantité d'eau (2) ; je calculerais ensuite, que les galeries successivement creusées dans le banc de gravier de la Garonne, ayant, suivant les planches qui accompagnent l'ouvrage de M. d'Aubuisson, neuf cents mètres de développement , il en faudrait chez nous, deux mille mètres, formant une demi-lieue d'étendue, pour la seule quantité d'eau demandée par la ville, et cinq mille mètres, soit une lieue et quart, pour une quantité égale à celle des eaux de sources jaugées par M. l'Ingénieur en chef.

Un autre point , enfin , sur lequel ce système de filtrage naturel me paraîtrait le plus en défaut pour notre ville , ce serait l'absence d'une île de sable et de gravier où l'eau puisse se clarifier en s'infiltrant , sans prendre une

(2) M. d'Aubuisson dit , dans son *Histoire de l'établissement des fontaines à Toulouse* , que le seul combustible à employer aux machines à vapeur , pour élever les deux cents pouces d'eau extraits de la Garonne , aurait coûté soixante mille francs par année. Or, la quantité jugée être actuellement nécessaire à Lyon , est deux fois et demi aussi considérable ; de plus , le niveau du point où le liquide doit être porté , est plus élevé de la moitié en sus. Il est vrai de dire , que la houille est , sans doute , moins chère à Lyon qu'à Toulouse.

saveur marécageuse et sans altérer sa composition chimique. Le Rhône, si rapide en ses moments de crue, et si changeant dans son cours, forme souvent, et détruit ensuite, sous nos yeux, des attérissements de diverses grandeurs· Le seul qui existe maintenant, sans avoir toutefois la longueur nécessaire, constitue une île, à la hauteur du faubourg de Bresse, au sud-est du fort Montessuy; mais la digue que l'on va construire sur la rive gauche, en amont de celle qui a été terminée, il y a deux ans, sera prolongée jusque là, et fera disparaître ce banc de gravier, puisque le courant du fleuve sera forcé de passer à la place même que ce dépôt occupe maintenant.

Toutes ces difficultés, ces impossibilités même, que rencontrerait à Lyon le mode de filtration souterraine établi à Toulouse, démontrent suffisamment que ce système, qui semble parfait, vu de loin, perd un peu de son prestige examiné de près, et quand il s'agit de l'approprier à notre localité. Cela serait très regrettable sans doute, si nous n'avions près de nous, d'abondantes eaux de source d'une limpidité parfaite et permanente, que d'heureuses circonstances géologiques mettent à notre disposition, et que la seule pente d'un canal peut faire arriver dans notre ville.

L'homme, il faut le dire, est porté, par sa nature, à espérer beaucoup de son intelligence et de son travail; aimant mieux créer qu'utiliser ce qu'il a, il emploie quelquefois les moyens les plus compliqués, pour arriver aux choses les plus simples, persuadé que les avantages obtenus par ses efforts, seront proportionnés aux peines qu'il se sera données, aux difficultés qu'il aura vaincues; mais il se prépare ainsi bien des déceptions et des mécomptes. Cette vérité frappe surtout l'esprit, quand on songe qu'avec un ensemble de travaux parfaitement entendus, tels que ceux qui ont été dirigés, à Toulouse, par M. d'Aubuisson; avec un ingénieur du plus haut mérite, consacrant à une telle entreprise autant de soins, de science et d'habileté qu'il est possible d'en apporter dans un semblable travail, on ne pourrait encore se flatter d'arriver à des résultats complètement satisfaisants. C'est ce que démontrent les extraits suivants de l'*Histoire*, que M. d'Aubuisson a écrite lui-même, *de l'établissement des fontaines à Toulouse.*

« Le premier filtre donna d'abord de fort « bonne eau; mais, dès la deuxième année, « une végétation de plantes aquatiques com-

« mença à s'y établir et à altérer la qualité de
« ses produits. L'année suivante, le mal em-
« pira : les rayons du soleil traversant sans
« obstacle une couche d'eau mince et transpa-
« rente, atteignaient le fond dans toute leur
« intensité; ils y développaient une forte cha-
« leur, laquelle était encore augmentée par
« l'effet et la réverbération des bords et des
« digues. Par suite, la végétation y acquit une
« vigueur extrême; les divers moyens employés
« pour la détruire furent sans effet; des reptiles
« s'y joignirent. Ces plantes et ces animaux,
« en mourant et se putréfiant dans une eau tiède,
« la rendaient très mauvaise.

« Il fallut se presser de porter un remède au
« mal; encore un an, et il eût été absolument
« intolérable. L'eau était très bonne en entrant
« dans le filtre, et vicieuse lorsqu'elle en sortait.
« La forte chaleur et la lumière en étaient la cause
« manifeste; il fallait l'attaquer. On ne le pouvait
« qu'en couvrant le filtre; j'en émis l'idée; on
« remplit le fond avec des cailloux et puis on le
« combla.

« Depuis que le filtre a été ainsi disposé, la
« qualité des eaux s'est non-seulement rétablie,
« mais améliorée.....

« Mais enfin cet excellent filtre ne fournissait
« pas cent pouces d'eau, et il en fallait plus
« de deux cents : on dut en établir un deuxième.

« Le mieux est l'ennemi du bien ; nous l'é-
« prouvâmes en cette circonstance. Au lieu de
« faire le nouvel appareil semblable au premier,
« on dit : celui-ci donne trop peu d'eau, rap-
« prochons-nous de la rivière, et nous en aurons
« davantage. Cette idée fut adoptée, et un projet
« auquel elle servit de base fut agréé par le
« conseil municipal, le 3 février 1827, et puis
« approuvé par l'autorité supérieure.

« En conséquence, en aval du premier filtre
« et à dix mètres environ de la rivière, on ouvrit
« et poussa une tranchée jusqu'à la rencontre du
« quai. Sur le fond, on éleva onze tours, ou
« puits en briques, mais sans mortier, jusqu'à un
« mètre trente centimètres au dessous de la sur-
« face du sol ; et on les recouvrit de plaques en
« fonte : on joignit leurs pieds par des tuyaux,
« lesquels reposaient sur le fond de la tranchée ;
« on jeta du gravier par dessus ; et le reste de
« l'excavation fut comblé avec la terre que l'on
« en avait retirée.

« Les résultats furent peu satisfaisants pour
« le deuxième filtre, et ne répondirent pas à notre

« attente. On n'eut pas plus de soixante à quatre-
« vingt pouces d'eau, et elle fut fort médiocre. On
« avait traversé une bande de terrains vaseux,
« et, malgré les soins que l'on prit de bien luter
« les tuyaux dans cette partie, malgré le gravier
« qui y fut mis en grande quantité, un léger
« goût de vase se communiqua à l'eau. Se trou-
« vant trop près de la rivière, elle en conserva
« trop la température ; dans l'hiver dernier, sa
« chaleur a diminué, jusqu'à n'être qu'à 2°
« du thermomètre, et, dans l'été, elle va à plus
« de 21.

« Cette haute température donne lieu, dans
« l'intérieur du filtre, à une végétation de pe-
« tites plantes aquatiques et chevelues ; leurs
« débris, emportés par le courant, sont quel-
« quefois si déliés, que, malgré les toiles mé-
« talliques employées à les retenir, l'eau puisée,
« en de certains moments, est chargée de pe-
« tits filaments ou points roussâtres qui lui don-
« nent un aspect peu agréable. Enfin, les
« tuyaux de fonte placés au fond du filtre, sur
« toute sa longueur, continuellement plongés
« dans une eau presque stagnante, s'y oxident
« (rouillent) fortement ; l'oxide donne aux fils
« végétaux la couleur rousse que nous venons

« de mentionner, et se mêlant à l'eau en parti-
« cules imperceptibles, finit par salir les marbres
« sur lesquels elle coule.

« Ces mauvaises qualités, assez sensibles
« lorsque cette eau est prise isolément, le sont
« beaucoup moins quand elle est mêlée avec
« celle du premier filtre ; mais il n'en est pas
« moins vrai qu'elle altère l'excellente qualité
« de celle-ci. On cherchera à remédier au mal,...
« et si l'on ne réussit pas, il faudra bien se ré-
« soudre à abandonner complètement ce deu-
« xième appareil, malgré la dépense à laquelle
« il a donné lieu.

« Cette considération, jointe à l'insuffisance des
« deux filtres (car dans l'automne de 1828, et
« dans l'hiver suivant, leur produit ne s'est pas
« élevé à plus de cent quarante pouces, et il en
« faut deux cents à deux cents cinquante), a porté
« l'administration municipale à entreprendre un
« troisième filtre ; l'exécution en a été décidée
« le 17 janvier 1829.

« Mais, cette fois, mettant à profit les leçons
« de l'expérience assez chèrement payées,
« on ne se hasarda plus dans de nouveaux
« essais, et l'on résolut de faire le nouvel appa-
« reil exactement semblable au premier, c'est-

« à-dire, de le baser entièrement sur les mêmes
« principes......

« La qualité de l'eau que l'on a obtenue par le
« troisième filtre est parfaitement bonne et lim-
« pide, tant que la Garonne demeure dans son
« lit; mais, dans les crues, lorsqu'elle déborde
« et qu'elle recouvre le terrain sur lequel sont
« les excavations, ses eaux y pénètrent, soit par
« quelque fissure encore inaperçue, soit en tra-
« versant des terres non suffisamment tassées,
« et elles en sortent un peu louches. Heureuse-
« ment, alors, le premier filtre travaillant sous
« une forte charge, fournit suffisamment au
« service, et l'on peut se passer de ces eaux;
« elles sont envoyées directement dans le canal
« de fuite.

« En temps ordinaire, le seul reproche que
« l'on puisse faire à ce filtre, ainsi qu'au
« premier, c'est de n'être pas entièrement
« exempt, dans son intérieur, d'une végétation
« souterraine : les brins de bissus qui s'en
« détachent sont souvent portés par les eaux
« jusqu'à la cuvette du château d'eau, où il
« faut employer des toiles métalliques pour les
« retenir. »

On peut juger, par ces passages du Mémoire

de M. d'Aubuisson, quelles sont les difficultés de la clarification souterraine des eaux de rivière, et combien les résultats en sont peu sûrs. J'ai voulu montrer, en citant les faits qui viennent d'être rapportés, que, dans ce mode d'infiltration lente, la qualité de l'eau dépend, comme je l'ai dit, de la nature du sol qu'elle traverse ; que la composition intérieure d'un terrain de transport et d'alluvion ne peut être homogène ; qu'ainsi, à la suite d'une première galerie fournissant de l'eau excellente, une seconde, établie dans les mêmes conditions, donnera de l'eau moins bonne, peut-être même tout-à-fait médiocre, malgré les soins les plus intelligents apportés à sa construction ; et qu'enfin, en pratiquant avec la même attention des travaux absolument identiques, on n'est pas sûr d'obtenir des résultats conformes.

Je dois dire, de plus, que M. d'Aubuisson a même prévu que la Garonne pourrait entamer un jour le banc d'alluvion où se fait le filtrage, et qu'il serait possible, si cela se réalisait, que l'eau n'arrivât pas suffisamment clarifiée dans les galeries ; il annonce qu'on la filtrerait alors suivant un mode indiqué par l'architecte Renaud, lequel a rédigé d'avance un projet destiné à être exécuté dans le cas où la prévision de M. d'Aubuisson viendrait à s'accomplir (1).

J'ajouterai enfin que, malgré l'immense force motrice que la Garonne devait fournir gratuitement pour élever ses eaux, on ne s'est décidé à y avoir recours, qu'après avoir vainement fouillé le sol aux environs de la ville, pendant plu-

(1) Ce danger et les inconvénients signalés plus haut ne m'empêchent pas de rendre pleine justice aux magistrats, aux savants et aux ingénieurs qui ont fondé l'établissement hydraulique de Toulouse. Ils ont tiré tout le parti possible des éléments qui étaient à leur disposition, éléments dont la plupart ne sont pas à la nôtre, et ils ont créé le service le plus parfait peutêtre qui puisse exister avec des eaux de rivière, dont la clarification et le rafraîchissement doivent être opérés avant leur emploi : en un mot, ils sont allés jusqu'à la limite où l'art est obligé de s'arrêter, ne pouvant atteindre la nature.

Les habitants de Toulouse ont prouvé leur reconnaissance au maire, sous lequel ont commencé les travaux, M. de Villèle, et à celui sous lequel ils ont été terminés, M. de Montbel, en leur conférant le plus grand honneur qu'un homme puisse recevoir de ses concitoyens, dans notre société moderne : l'un et l'autre ont été nommés, sans contestation, membres de la Chambre des députés, par les électeurs de la ville ; M. de Villèle le fut même à l'unanimité.

sieurs années, pour trouver de bonnes sources, fournissant de l'eau en quantité suffisante (1).

En résumé :

L'eau des quatre sources réunies, est, en tous temps, d'une limpidité parfaite.

L'eau du Rhône est trouble une grande partie de l'année.

La filtration artificielle, même avec le filtre-Fonvielle, présenterait, en agissant sur la masse d'eau que réclament les besoins de la ville de Lyon, des difficultés sinon des impossibilités qui ne permettraient de l'adopter, que si l'on n'avait pas à sa disposition, des eaux de source naturellement limpides et d'ailleurs excellentes sous tous les autres rapports.

La filtration naturelle s'établirait difficilement à Lyon, faute d'emplacement, et d'ailleurs elle ne donnerait pas une eau conservant la composi-

(1) Un ingénieur en chef des ponts et chaussées, qui a été en fonctions à Toulouse, disait, au mois de juillet dernier, à son passage à Lyon : « Bienheureuses sont les villes qui peuvent se dispenser de puiser à une rivière, pour avoir l'eau nécessaire à la consommation de leurs habitants. »

tion primitive de celle du Rhône; ce mode de filtration présente, en outre, des inconvénients que l'on n'a pu éviter à Toulouse, avec les circonstances locales les plus favorables, et malgré un travail cité, avec raison, comme un modèle en ce genre.

Avec la dérivation des sources, l'eau arriverait pourvue de toutes les qualités requises; avec l'eau du Rhône, il faudrait employer des moyens incertains dans les résultats qu'ils doivent donner. — La conclusion de ce parallèle est donc aussi simple que peu douteuse.

CHAPITRE HUITIÈME.

Parallèle entre l'eau des quatre sources réunies et l'eau du Rhône.

Comparaison, sous le rapport des propriétés physiques :

TEMPÉRATURE.

J'ai établi, dans un précédent chapitre, que la condition hygiénique la plus importante pour une eau potable, c'était d'être froide en été, et tempérée en hiver.

Cette condition, l'eau des quatre sources réunies, dont la température est constante en tous les temps de l'année, la remplit complétement. La seule variation que l'on a pu observer est celle d'environ un degré. Cette eau, en effet, à son maximum de température, marque 13° 2/10 centigrades, à son minimum, 12°. Voilà pourquoi elle paraît fraîche quand la température de l'atmosphère s'élève seulement à 18 ou 20°, et chaude, en hiver, quand le thermomètre approche de o, et plus encore quand le mercure s'abaisse de plusieurs degrés au dessous de cette limite.

Une seule objection peut être faite contre l'eau des quatre sources, sous le rapport de la température : ce précieux caractère d'être froide en été, et tempérée en hiver, qu'elle présente à chaque point d'émergence, le conservera-t-elle dans le trajet qu'elle aura à parcourir pour arriver à Lyon ?

A cela, je réponds sans hésiter, par l'affirmative, et voici sur quoi je me fonde.

L'eau n'a qu'une faculté moyenne de conductibilité pour le calorique. Quand elle a atteint une température, soit basse, soit élevée, si elle se trouve en certaine masse, elle la conserve longtemps, lors même qu'elle est en contact avec une atmosphère d'une température opposée. Ce n'est alors que très lentement que le calorique est pris ou cédé par l'eau, et que l'équilibre s'établit entre la température de ce liquide et celle de l'air.

La vérité de ce fait est trop généralement connue, pour qu'il soit nécessaire d'insister sur ce point ; je citerai, cependant, pour le démontrer aux yeux les moins clairvoyants, l'exemple fourni par l'eau de la source de Lavosne à Neuville. Cette eau, d'après une expérience faite par M. de Lagorce, ingénieur en chef des ponts et chaussées du département, et consignée dans son rapport, emploie deux heures quarante-quatre minutes pour se rendre à la Saône, et ne gèle, cependant, jamais, en aucun point de son cours, même dans les temps les plus froids, (comme cela résulte d'une déclaration (1) de M. le maire de Neuville), quoiqu'elle soit agitée et divisée par plusieurs usines, et qu'elle

(1) Cette déclaration est ainsi conçue :

« *Nous Maire de Neuville-l'Archevêque,*

« Pour répondre à la question qui nous est adressée
par M. l'ingénieur en chef du département du Rhône,
« relativement à l'effet des grands froids sur le cours
« d'eau de Neuville, nous certifions, que ce ruisseau
« ne gèle en aucun point de son cours, depuis sa
« source jusqu'à son embouchure dans la Saône, quoi-
« que, dans l'intervalle d'un moulin à un autre, l'eau
« n'ait qu'une très faible pente. Nous attestons, en

se trouve constamment en rapport par une large surface, avec l'atmosphère.

Cet exemple est absolument semblable à celui d'un ruisseau qui, partant du Jardin-des-Plantes, à Lyon, coulant constamment à découvert et se brisant dans son trajet sur quatre ou cinq roues de moulin, arriverait, néanmoins, au delà de la place Louis XVIII, à Perrache (distance égale à celle qui sépare la source de Lavosne de son embouchure), sans avoir été arrêté par le froid, malgré une température atmosphérique de 18 à 20° centigrades au dessous de 0, pareille à celle que nous avons eue en janvier 1838 (1). Il faut noter, en outre, que l'on ne peut savoir jusqu'à quel point d'éloignement l'eau de cette

« preuve de cela, que le moulin des Foulons, le der-
« nier mis en mouvement par ce ruisseau avant son
« embouchure, ne s'est arrêté, ni dans l'hiver de 1830,
« ni au mois de janvier de cette année, malgré un
« froid de 15° environ.
« Neuville, le 15 octobre 1838.

« *Le Maire de Neuville*,

« Signé, TRAMOY. »

(1) Le 11 janvier, à sept heures et demie du matin, 18°, 5. — Le 15, même heure, 21°, 2. — Le 21, même heure, 19° 2 — à l'Observatoire de Lyon.

source parviendrait, sans se geler, si elle n'allait pas sitôt se confondre avec celle de la Saône.

Un fait plus explicite encore, a été observé, en 1838, par M. Mellier, à l'indiennerie de Roye : Pendant l'un des jours les plus rigoureux du mois de janvier 1838 (la température extérieure étant à 16° centigrades au dessous de 0), comme on devait imprimer sur des chaînes de soie et les laver à l'eau courante après l'impression, et que M. Mellier avait la crainte que les brins de soie ne vinssent à geler, il voulut examiner la température des eaux employées dans ses ateliers : cette température était de 12° 5 centigrades au dessus de 0, au point supérieur du premier souterrain de la grande source ; à l'extrémité de la galerie, au débouché de l'eau dans le grand réservoir, elle marquait encore 12° 2 + 0 ; parvenue, enfin, dans le lavoir, au milieu du clos, après avoir séjourné neuf à dix heures dans le réservoir, exposée, par conséquent, au contact de l'air glacé et avoir passé sur trois roues hydrauliques, cette eau était encore à 8° 7 au dessus de 0. — Ainsi, après ce long contact avec une atmosphère à 16° 5 au dessous de 0, elle n'avait perdu que 3° de sa température initiale.

De son côté, M. Thiaffait a constaté par une expérience faite le 15 juillet 1835, sous une température atmosphérique de 25° centigrades, au nord et à l'ombre, que l'eau, dans le même réservoir, n'était qu'à 15° 3, à une heure après midi, après une longue exposition au soleil.

Si donc, un cours d'eau un peu volumineux, peut rester longtemps au contact d'un air dans des conditions de température très opposées à la sienne, sans que cette dernière soit modifiée d'une manière bien sensible, à plus forte raison, peut-on compter sur le maintien de sa température primitive, si, au lieu de courir à la surface du sol, il suit une voie qui lui aura été creusée dans la terre, à une profondeur où se remarque invariablement la température moyenne de notre climat, qui est de 12° 4, d'après une série de plusieurs milliers d'observations faites à l'Observatoire de Lyon, par M. Clerc, professeur d'astronomie.

Qui ne sait, en effet, que les eaux de source, naturellement fraîches, amenées dans des galeries, à de grandes distances, conservent dans le trajet leur température primitive?

Pour les eaux des quatre sources réunies, le

maintien du degré observé à leur point d'émergence, pendant le trajet qu'elles parcourront pour arriver aux fontaines de Lyon, ne peut être douteux, puisqu'elles suivront un aqueduc - Tunel, qui sera presque constamment à environ cinquante mètres au dessous de la surface du plateau. Et l'on n'a pas besoin d'attendre l'exécution, pour affirmer qu'elles arriveront jusques dans nos habitations, avec leur température initiale (1).

Ainsi, en admettant pour le service public, l'eau des quatre sources réunies, les habitants de Lyon auraient une eau constamment limpide, et d'une température qui se tiendrait en tous temps, entre 12 et 13° 2 centigrades au dessus de 0, c'est-à-dire qui serait chaude

(1) Le mode de dérivation de ces eaux, et les conditions dans lesquelles elles seront, pendant leur trajet, devant avoir une grande influence sur la conservation de leurs propriétés physiques, j'ai dû m'informer de la possibilité de réaliser un canal souterrain, à la profondeur que je viens d'indiquer. D'une part, j'ai appris de M. l'ingénieur en chef, qu'un travail de ce genre n'a rien d'extraordinaire, puisque la dépense en est cotée, à l'administration des ponts et chaussées, selon les différentes natures de sol; d'une autre part, j'ai su que, pour celui dont il s'agit, les dimensions étaient

en hiver, et froide en été, comparativement à la température de l'air.

Avec l'eau du Rhône, et c'est pour celle-ci le point le plus défavorable du parallèle, ces avantages n'existent plus.

J'ai déjà dit, en effet, que la température de l'eau du Rhône variait avec celle de l'atmosphère, et que ces variations avaient lieu dans l'étendue d'une échelle d'environ 25° centigrades; c'est-à-dire qu'en hiver elle est, à très peu près, glacée, et qu'en été elle peut atteindre jusqu'à 24 et 25° au dessus de 0.

Mais, de même que l'on peut, jusqu'à un certain point, clarifier l'eau de rivière par la filtration, peut-être est-il possible aussi de la ramener à

---

déjà fixées, savoir : un mètre quatre-vingt-cinq centimètres de hauteur, sur un mètre cinquante centimètres de largeur; je sais, d'ailleurs, qu'il doit être exécuté par un ingénieur-entrepreneur très habitué à la construction de semblables galeries, et qui a opéré les percements les plus difficiles du chemin de fer de Lyon à St-Étienne, *avec autant de courage que d'activité et d'intelligence*, suivant les expressions dont M. Seguin l'aîné s'est servi pour lui rendre témoignage à cet égard, dans l'ouvrage qu'il vient de publier : (*De l'influence des chemins de fer et de l'art de les tracer et de les conduire*).

11

des conditions de température approchant de celles des eaux de source ?

Les moyens qui se présentent pour arriver à ce résultat, se rattachent à la filtration et au parcours du liquide, dans les tuyaux qui doivent le porter aux fontaines publiques et aux habitations.

En adoptant un filtre artificiel, les circonstances ne changent pas ; la température de l'eau se rapprochera de plus en plus de celle de l'atmosphère ; je l'ai déjà dit en parlant du filtre-Fonvielle : quant au parcours dans les tuyaux placés sous le sol, il sera insuffisant pour la ramener à un degré convenable. J'expliquerai bientôt pourquoi.

Reste la filtration naturelle : peut-on espérer qu'elle changera les conditions de température de l'eau du Rhône ?

La filtration de l'eau au travers du sol, si elle est lente, si l'espace à parcourir est suffisant, pour que ce liquide ait le temps d'y acquérir la température ambiante, peut certainement ramener l'eau du Rhône aux conditions de température des eaux de source. On en a la preuve par l'eau de nos pompes, fournie par l'infiltration des eaux du Rhône et de la Saône, au travers du sol ; cette eau, presque partout, est fraîche en été, tempérée et un peu tiède en hiver.

En sera-t-il de même de l'eau obtenue en quantité aussi considérable que celle qui est nécessaire au service de toute la ville? Cela est peu probable.

Nul doute que pour l'eau des pompes, la filtration n'ait été très lente, car leur débit est à peu près insignifiant, relativement à la masse de liquide qui traverserait le terrain, si on l'enlevait en aussi grande abondance qu'il peut arriver ; et ce qui prouve encore que le liquide est retenu parce qu'il ne trouve pas d'écoulement, c'est la quantité de substances étrangères qu'il a le temps de dissoudre, substances qui lui ôtent presque généralement la qualité chimique de bonne eau potable.

Les conditions pour la filtration en grand seront donc très différentes de celles où se trouve l'eau de nos pompes. Cette filtration devant fournir, sur un seul point, une quantité énorme de liquide, le passage de l'eau sera très rapide, et sa température changera peu, par la raison, que son contact avec le sol sera de trop peu de durée, pour qu'il puisse s'établir un équilibre de froid ou de chaleur. Le rafraîchissement, du reste, sera non-seulement relatif à la rapidité de la filtration, mais encore à l'épaisseur de la masse de terrain que le liquide devra traverser.

On trouve dans le mémoire de M. d'Aubuisson, sur les eaux de Toulouse, un fait d'une importance capitale, qui sert de preuve à l'opinion que je viens d'exprimer. En creusant le deuxième filtre à *dix mètres, ou trente pieds* de la Garonne, et à deux mètres au dessous de son niveau, l'eau que l'on a obtenue n'a presque rien gagné sous le rapport des conditions de température : *en hiver, elle descend jusqu'à* 2° ; *en été, elle s'élève à plus de* 21°.

En faisant passer l'eau au travers d'une épaisseur beaucoup plus considérable de terrain, nul doute que l'on obtienne des résultats plus favorables, comme cela est arrivé avec les deux autres filtres de Toulouse ; mais alors, en améliorant l'eau du côté de la température, il est certain qu'on altérera sa composition chimique ; et encore, parviendra-t-on à réaliser exactement les conditions parfaites de température des eaux de source? Je répète que c'est un résultat peu probable, je pourrais même ajouter que cela n'est guère possible.

Si l'on ne peut obtenir de rapprocher beaucoup, par la filtration, à moins d'une altération chimique, les conditions de température de l'eau du Rhône, de celles des eaux de source, faut-il espérer que le parcours dans les tuyaux placés sous le sol, pourra enlever du calorique à ce liquide, pendant l'été, lui en faire prendre, au contraire, durant l'hiver?

A cela, je réponds :

En parcourant une assez grande étendue de tuyaux en fonte, suffisamment enfoncés dans le sol, pour être placés dans un milieu ayant, à peu près, en tous temps, la température des caves, on obtiendrait certainement un changement dans les conditions de l'eau, relativement au calorique; mais, de même que dans la filtration naturelle, le refroidissement serait relatif à la quantité de liquide qui traverserait une masse de terrain dans un temps donné, de même en serait-il, pour le parcours de l'eau dans les tuyaux de fonte.

Voici d'ailleurs des faits qui démontrent l'exactitude de ce raisonnement.

Des expériences thermométriques ont été faites, dans les mois de juin, de juillet et d'août de cette année, sur l'eau du Rhône extraite du courant par la machine hydraulique du quai

Saint-Clair , puis distribuée à quelques fontaines
du quartier nord , après avoir été d'abord transportée, en partie dans le réservoir souterrain des
Colinettes , et en partie dans le bassin découvert
du Jardin botanique. Pour cela , on a employé
deux thermomètres parfaitement isochrônes, les
mêmes qui avaient servi à mesurer la température des quatre sources de Roye , de Ronzier ,
de Fontaine et de Neuville, et qui , du reste ,
comparés à ceux de l'Observatoire de Lyon , près
desquels ils ont été placés pendant un certain
espace de temps , se sont trouvés conformes à
ceux-ci, à 2/10 de degré près. L'un donnait la
température atmosphérique , l'autre déterminait
celle de l'eau. Les résultats obtenus forment
des tableaux qui sont imprimés à la suite de ce
Mémoire , comme pièces à consulter , renfermant
des indications que tout le monde n'a pas le
loisir ou la patience de prendre. Le tableau
principal présente la température de l'eau du
Rhône dans son courant, au bassin du Jardin-
des-Plantes et à sa sortie de dix fontaines , pendant sept jours consécutifs du mois de juin, entre
une heure et cinq heures après midi , sous une
chaleur qui a été moyennement, durant ces
mêmes jours et à ces mêmes heures , de 32° cen-

tigrades , à l'ombre. J'en extrairai seulement les chiffres qui suivent.

La moyenne de la température de l'eau du Rhône, observée chaque
jour, du 17 au 25 juin, a été, dans le courant, de . 23° 7
à la fontaine adossée au réservoir des Colinettes. . 22 8
à la fontaine extérieure de l'Hôtel-de-Ville. 21 3
à la fontaine de la place de la Fromagerie 20 5
dans le bassin du Jardin botanique (1) 25 5
à la fontaine de la rue des Auges. 21 8
à la fontaine de la place de la Miséricorde. 20 7

En comparant les chiffres qui précèdent, on voit que l'eau du Rhône, qui avait pris, dans le bassin du Jardin botanique, la température de 25°, 5, a perdu, à la rue des Auges, 3°, 7, et à la place de la Miséricorde, 4°, 8, et pourtant ces fontaines sont très rapprochées du bassin qui les alimente; tandis que l'eau du courant, dont la température initiale était de

(1) On voit que la température de l'eau du Rhône, au mois de juin, augmente de deux degrés dans le bassin du Jardin botanique; d'où l'on peut déduire ce principe , qu'il faut se garder d'employer des réservoirs découverts, pour une eau potable destinée à la consommation d'une ville.

23°, 7 n'a perdu que 2°, 4 pour se rendre à l'Hôtel-de-Ville, et 3°, 2 pour aller à la place de la Fromagerie, en passant par le réservoir des Colinettes, et suivant ainsi un parcours quatre ou cinq fois plus long, c'est-à-dire, de mille quatre cent cinquante mètres environ, plus d'un tiers de lieue. Mais, dans le premier cas, à la fontaine de la rue des Auges et à celle de la place de la Miséricorde, l'eau ne s'écoule, que quand on lui donne issue, au moyen d'une tirelle ; elle est même arrêtée à cette dernière place, comme dans une impasse, puisque le conduit de distribution ne va pas au delà. Au contraire, l'écoulement est continu à l'Hôtel-de-Ville et à la place de la Fromagerie.

Une comparaison entre l'eau de la fontaine de la rue des Auges, et celle du nouveau marché de La Martinière, qui est plus éloignée que celle-ci, du bassin alimentaire, et qui provient du même tuyau, démontrera encore mieux l'exactitude du même fait. Dans cette dernière, où l'eau coule constamment, en assez grande abondance, après un parcours d'environ cent mètres, inférieur à la fontaine de la rue des Auges, la température du liquide a été trouvée, pendant plusieurs journées consécutives du mois d'août, constamment plus élevée, comme on peut le voir par le résultat des expériences dont voici l'indication :

Observations faites entre trois et quatre heures après midi.

Température atmosphérique.	Eau de la rue des Auges.	Eau du marché de La Martinière.
1ᵉʳ août — 25°	— 21°	— 22° 5
2 — 27° 5	— 21°	— 21° 5
3 — 34°	— 21° 5	— 22°
4 — 33°	— 22°	— 22° 5
5 — 22° 5	— 21° 7	— 22° 5

Ainsi donc, si le parcours de l'eau est lent, si les fontaines n'ont pas un écoulement continu, et que par conséquent, le liquide séjourne dans la fonte, refroidie par la température du milieu où elle se trouve, nul doute que les conditions thermométriques de ce liquide, n'acquièrent, jusqu'à un certain point, la constance et la fixité qu'elles ont dans les eaux des quatre sources réunies. Mais il n'en saurait être ainsi, car le système général de fontaines projeté, ne doit être établi que pour distribuer l'eau largement, abondamment, sans parcimonie, et de manière à entretenir dans tous les quartiers de Lyon, la propreté de la voie publique. Quand donc des fontaines monumentales, de nombreuses fontaines de second ordre; quand une multiplicité de bornes-fontaines et d'innombrables tuyaux, placés dans les habitations, feront incessamment couler une masse énorme de liquide, s'élevant à neuf ou dix millions de litres en vingt-quatre heures, pourra-t-on obtenir un changement un peu notable dans la température de l'eau du Rhône, durant son parcours dans les conduits de distribution? D'après toutes les probabilités, on ne peut répondre à cette question que par la négative.

D'ailleurs, le parcours dans ces conduits serait très peu étendu pour les quartiers rapprochés de la machine hydraulique, et, dans ce cas, le liquide ayant un écoulement rapide, les changements thermométriques pourraient y être presque nuls. Or, je le demande, serait-il d'une bonne justice distributive, de donner, durant les chaleurs, de l'eau fraîche au midi de la ville, tandis que l'extrémité nord serait abreuvée par un liquide fade et presque tiède ?

La conclusion de ce qui précède est celle-ci :

L'eau des quatre sources réunies offre toutes les conditions désirables sous le rapport de la température, c'est-à-dire une invariabilité qui la fait paraître froide l'été, chaude l'hiver.

L'eau du Rhône, au contraire, varie comme la température atmosphérique. On peut espérer, il est vrai, que ses conditions de température, par l'effet d'une filtration souterraine et du parcours dans les tuyaux, se rapprocheraient jusqu'à un certain point, de celles de l'eau des quatre sources, mais indépendamment de l'altération chimique, résultat inévitable de la filtration dans le sol, toutes les probabilités paraissent indiquer, que le rafraîchissement de l'eau ne serait pas suffisant en été, et que l'hiver elle serait assez influencée par le froid, pour être exposée à se geler promptement.

Que l'on réfléchisse à la possibilité d'un manque de réussite; et ce qui s'est passé à Toulouse, à l'égard du deuxième filtre, n'autorise que trop une semblable supposition. D'une part, l'eau n'aurait pas les qualités hygiéniques qu'elle doit avoir, et deviendrait peu favorable à l'entretien de la santé publique; d'une autre part, durant les froids vifs et soutenus, n'ayant que peu de degrés à perdre pour descendre au o du thermomètre, elle serait sujette à former des amoncellements de glace dans les rues, et, de plus, exposée à geler dans ses tuyaux extérieurs, ce qui pourrait occasionner leur rupture, d'où résulteraient des inconvénients sans nombre.

En effet, l'eau en se congelant augmente de volume, et donne lieu, par le nouvel arrangement de ses molécules, à un effort considérable. Enfermée dans un espace quelconque, au moment de la congélation, sa force expansive est telle, qu'elle déchire, brise ou fait éclater tout ce qui lui sert d'enveloppe et lui fait obstacle. Buot a déterminé, par ce moyen, la rupture d'un tube de fer épais d'un pouce. Les académiciens de Florence firent crever, en y enfermant de l'eau, une sphère de cuivre si épaisse, que Muschenbroeck évaluait à vingt-sept mille sept cent vingt livres, l'effort nécessaire pour la rompre. Ne voit-on pas tous les hivers des vases de différentes matières, brisés par la congélation de l'eau? N'observe-t-on pas aussi fréquemment la rupture de certains rochers très consistants, par l'effet de la solidification de l'eau qui a filtré dans leurs fissures. Il n'y a donc pas lieu de s'étonner, comme le dit l'auteur de l'article EAU, DU DICTIONNAIRE TECHNOLOGIQUE: *Si l'eau, en se congelant, fait souvent rompre les tuyaux de conduite qui la renferment; c'est un bien grand inconvénient*, ajoute-t-il, *et contre lequel on ne saurait trop se prémunir dans les établissements.*

La gelée dans les conduits extérieurs et la rupture de ces derniers, ne sont pas les seuls dangers que présente une eau très variable dans sa température. Par l'effet de l'augmentation et de la diminution de son calorique, elle produit, même sous le sol, tantôt la dilatation, tantôt la contraction du métal dont ses tuyaux sont formés. De ces allongements et de ces raccourcissements successifs, peut résulter la dislocation des assemblages des tuyaux, et par suite la perturbation du service (1).

Au surplus, quelle que soit la cause qui

(1) « Un barreau de fonte passant de o à l'eau « bouillante, dit un savant ingénieur, M. Gueymard, « dans son Mémoire sur les eaux de Grenoble, s'al- « longe de 0^m 00111, et comme les dilatations entre « ces deux degrés sont presque exactement propor- « tionnelles aux températures, le changement d'un

amène l'interruption de la fourniture publique, congélation du liquide ou dislocation des tuyaux, un semblable fait n'en est pas moins un événement très grave au sein d'une population comme celle de notre ville.

C'est ce qu'on a vu, par exemple, au mois de janvier 1838, où l'intensité du froid arrêta le service de distribution des vingt-cinq pouces fontainiers d'eau du Rhône, élevés au réservoir des Colinettes et à celui du Jardin-des-Plantes, par la machine hydraulique du quai Saint-Clair. L'interruption dura dix-sept jours, pendant lesquels, les habitants des quartiers du nord, furent forcés d'aller chercher au centre de la ville, l'eau qui leur était refusée par leurs fontaines. L'inconvénient aurait été bien autre,

« degré produira une dilatation ou une contraction
« de 0^m 0000111.

« La grande conduite de la ville de Grenoble est
« composée de treize cent quatre tuyaux. Comme *la*
« *température des sources ne varie pas d'un degré*,
« j'ai, néanmoins, supposé un changement de tempé-
« rature de cinq degrés. La longueur de la conduite
« étant de trois mille deux cents mètres, elle doit s'al-
« longer ou se raccourcir de 0^m 1775, par un change-
« ment de température en plus ou en moins. » (Pag. 5
et 6.)

si la ville n'avait eu qu'un service général, et
que la congélation de l'eau fût venue l'interrompre.

Il y aurait, en pareil cas, de fâcheuses conséquences à redouter. On peut raisonnablement supposer, en effet, que lorsqu'une distribution générale aura été établie dans toute la ville, la presque
totalité des puits et des pompes cessera d'être
employée. Or, après une interruption de service
d'un an, et, à plus forte raison, de plusieurs
années, ce ne serait pas sans un grand danger
pour la santé, que l'on ferait usage d'une eau
qui aurait été aussi longtemps stagnante au fond
des puisards, et qui s'y serait saturée de toutes
sortes de principes putrides.

Avec l'eau des quatre sources, dont le calorique est le même en tout temps, rien de semblable n'est à craindre. Car, dans le cas où elle
serait amenée à Lyon, lors même que la température atmosphérique descendrait à 18 ou 20°
au dessous de 0, elle n'en continuerait pas
moins à couler des tuyaux. Aucun froid ne
pourrait, non-seulement lui faire perdre, mais
même modifier un peu sensiblement sa température initiale, et le service, dès-lors, ne risque-
rait jamais d'être interrompu. Sans doute il se

formerait, sous l'influence d'un abaissement considérable du thermomètre, de la glace près des fontaines et dans les rues ; mais, à coup sûr, la quantité serait bien différente de celle accumulée par de l'eau de rivière déjà presque glacée.

CHAPITRE NEUVIÈME.

Parallèle entre l'eau des quatre sources réunies et l'eau du Rhône.

Comparaison, sous le rapport de la composition chimique :

SUBSTANCES GAZEUSES.

On a vu, dans le chapitre consacré à l'étude hygiénique des eaux en général, qu'une condition essentielle aux eaux potables, c'est d'être aérées, ou *légères*, comme disaient les anciens. Les gaz qui leur donnent cette propriété, sont l'air atmosphérique, par son oxigène, et l'acide carbonique.

Or, la proportion de ces gaz qui communiquent à l'eau la sapidité qu'elle doit avoir, et lui donnent une propriété excitante qui la rend digestive, est notablement plus considérable dans l'eau des quatre sources réunies, que dans l'eau du Rhône ; et il faut noter, en outre, que par la filtration artificielle, cette dernière perdrait probablement encore une partie des gaz qu'elle contient, si les couches filtrantes des appareils étaient établies dans les meilleures conditions, pour épurer l'eau, si, par conséquent, le charbon n'y était pas épargné.

Le tableau suivant met en évidence la supériorité des eaux de source sur l'eau du Rhône, relativement à la quantité d'acide carbonique.

Quinze litres d'eau ont fourni :

EAU	EAU	EAU
DES QUATRE SOURCES RÉUNIES.	DU RHÔNE, EN ÉTÉ.	DU RHÔNE, EN HIVER.
Analysé de M. Dupasquier.	Analyse de M. Boussingault.	Analyse de M. Dupasquier.
ACIDE CARBONIQUE.	ACIDE CARBONIQUE.	ACIDE CARBONIQUE.
55 centil. 410	9 centil. 800	27 centil. 300
OXIGÈNE.	OXIGÈNE.	OXIGÈNE.
8 centil. 627	9 — 800	10 600
AZOTE.	AZOTE.	AZOTE.
22 centil. 586	17 — 300	18 — 600

Il résulte d'un coup-d'œil jeté sur ce tableau, que si la proportion d'air atmosphérique, et particulièrement d'oxigène, est à peu près égale dans l'eau du Rhône et dans l'eau de source, celle de l'acide carbonique est infiniment supérieure dans cette dernière, même pendant l'hiver.

A cette époque de l'année, le Rhône, en Suisse, est à peu près réduit à l'eau des glaciers qui l'alimentent; car il est inutile de faire observer, qu'il n'y a plus alors de fontes de neige. Mais aussitôt qu'il touche au territoire de la France, il reçoit des contreforts du Jura et des montagnes du Bugey, une grande quantité de ruisseaux qui sont à sec ou presque à sec pendant l'été, puis la Valserine, le Séran et la rivière d'Ain, lesquels, par leur réunion, lui apportent de grandes masses d'eaux, depuis l'automne jusqu'au printemps. Ces eaux sont d'une origine, et par conséquent, d'une nature tout-à-fait différentes de celles de l'Arve, qu'elles suppléent dans le lit du Rhône, durant les six mois où cette rivière est réduite à son plus faible volume. Provenant de sources généralement situées dans des terrains calcaires, elles fournissent au fleuve le surcroît de carbonate de chaux et d'acide carbonique qu'on observe dans ses eaux en hiver. Il faut remarquer aussi, quant à ce gaz, que pendant les grands froids, la basse température de l'atmosphère, favorise sa solution dans l'eau de rivière.

Quoi qu'il en soit, le tableau précédent démontre que l'eau des quatre sources réunies, a *deux fois autant* d'acide carbonique que l'eau du Rhône, en hiver, et environ *six fois plus* en été.

Nul doute que cette proportion plus considérable de l'acide carbonique dans l'eau des quatre sources, ne lui communique une action plus excitante et plus digestive.

Ainsi, sous le rapport si important de la légéreté, l'eau des sources réunies, plus riche en *substances gazeuses*, l'emporterait donc encore sur l'eau du Rhône.

CHAPITRE DIXIÈME.

Parallèle entre l'eau des quatre sources réunies et l'eau du Rhône.

Comparaison, sous le rapport de la composition chimique :

MATIÈRES INORGANIQUES EN SOLUTION.

QUANTITÉ DES SELS. — TUBERCULES FERRUGINEUX. DÉPÔTS CALCAIRES.

SECTION Iʳᵉ.

Quantité des sels en solution.

Les matières inorganiques en solution dans les eaux, sont des sels, et particulièrement des sels calcaires.

On a vu que plusieurs de ces sels devaient être considérés comme utiles et même nécessaires dans les eaux potables; que d'autres y étaient toujours nuisibles, et d'autant plus, que leur quantité était plus prédominante.

Un tableau comparatif va démontrer quels sont ceux qui prédominent dans les eaux de source et dans l'eau du Rhône.

※

Quinze litres d'eau ont fourni :

SELS TROUVÉS DANS LES EAUX.	EAU DES QUATRE SOURCES RÉUNIES. Analyse de M. Dupasquier.	EAU DU RHÔNE, EN ÉTÉ. Analyse de M. Boussingault.	EAU DU RHÔNE, EN HIVER. Analyse de M. Dupasquier.
Carbonate de chaux . .	3 gram. 245	1 gram. 510	2 gram. 260
Sulfate de chaux. . . .	0 — 163	0 — 100	0 — 293
Chlorure de calcium . .	0 — 135	traces.	
Chlorure de sodium . .	0 — 106	traces.	0 — 101
Chlorure de magnésium.	traces.	. . . .	
Sulfate de magnésie . .	. . . .	. . . .	0 — 103
Sulfate de soude	. . . .	. . . .	

Il ressort de l'examen de ce tableau, que la quantité totale des sels, est plus considérable dans l'eau de source que dans l'eau du Rhône, même en hiver, où celle-ci, d'après l'analyse a été trouvée différant essentiellement, dans sa composition, de celle analysée durant l'été. Je démontrerai, dans un autre chapitre, qu'en effet l'eau du Rhône varie dans sa composition, et cela, très fréquemment.

Mais il ne faut pas perdre de vue que ce qui établit surtout cette différence, c'est le carbonate de chaux, sel dont l'innocuité et même les avantages ont été démontrés en parlant des caractères d'une bonne eau, sous le rapport hygiénique, et sous le point de vue industriel. — On verra d'ailleurs, dans la section relative aux dépôts calcaires, qu'une partie notable de ce sel, pourra être abandonnée par l'eau, dans le long trajet qu'elle aura à parcourir pour arriver à Lyon. Mais en supposant même qu'aucun dépôt salin n'eût lieu dans ce trajet, la quantité initiale de carbonate de chaux trouvée dans l'eau des quatre sources réunies, ne dépasserait pas celle que contiennent ordinairement les meilleures eaux de source ; cette quantité, je le répète, n'a aucun inconvénient, puisque d'une part ce sel n'empêche pas la dissolution parfaite du savon, et que d'une autre part, il ne contribue qu'à rendre l'eau plus digestive. C'est ce que confirme l'emploi hygiénique et industriel de cette eau, reconnue dans le pays où elle coule, comme excellente pour ces deux usages.

Les sels vraiment nuisibles sont ceux qui donnent à l'eau le caractère d'eau séléniteuse, c'est-à-dire qui ont l'inconvénient de caillebotter le savon. Or, le sulfate de chaux, qui produit principalement cet effet, se trouve, dans l'eau du Rhône, en quantité à peu près égale à celle de l'eau des quatre sources, et même un peu plus forte, si l'on prend la moyenne de l'hiver et de l'été. Mais, dans l'une comme dans l'autre, cette quantité, qui représente à peu près un *cent cinquante millième* du poids de l'eau, est tout-à-fait insignifiante : ces eaux dissolvent également bien le savon, cuisent parfaitement les légumes et ne peuvent être considérées comme des eaux crues ou séléniteuses.

On trouve souvent dans l'eau du Rhône, des sels de magnésie en quantité assez notable ; dans l'eau des quatre sources, il n'en existe que des traces. Sous ce rapport, l'eau de source aurait donc la supériorité sur l'eau du Rhône ; mais, quoique ces sels puissent être assimilés , pour leur action dans les eaux potables , aux sels cal-caires solubles , ils sont en trop petite quantité , même dans l'eau du Rhône , pour exercer une influence sur les qualités de cette eau.

En résumé, l'eau des quatre sources contient plus de matières salines que celle du Rhône , même dans les temps où l'on en trouve le plus dans celle-ci ; mais cette quantité porte essen-tiellement sur le carbonate de chaux , sel , dont la présence, dans les proportions où il se trouve , est un avantage plutôt qu'un inconvénient.

Sous le rapport des sels nuisibles , c'est-à-dire , qui rendent les eaux séléniteuses , l'eau des qua-tre sources ne diffère pas de celle du Rhône , d'une manière appréciable. Dans l'une comme dans l'autre , ils se trouvent en trop minime quantité pour exercer une influence fâcheuse. Aussi , ces eaux ont-elles , l'une comme l'autre , quant aux *matières inorganiques en solution* , les qualités hygiéniques et industrielles , qui sont celles des bonnes eaux potables.

*

SECTION II.

TUBERCULES FERRUGINEUX. — DÉPÔTS CALCAIRES.

Certains principes, dont la présence dans les eaux est insignifiante ou même salutaire, sous le rapport de la qualité potable et de l'emploi tinctorial, ne peuvent-ils pas présenter des inconvénients, d'un ordre secondaire, il est vrai, puisqu'ils n'intéressent ni la santé publique, ni les opérations de l'industrie, mais de quelque importance, néanmoins, relativement à l'écoulement et à la distribution des eaux? On comprend que je veux parler de la formation dans les tuyaux, des *tubercules ferrugineux* et des *dépôts calcaires*, phénomènes dont l'appréciation appartient essentiellement aux sciences physiques et chimiques. Je vais examiner cette éventualité.

Tubercules ferrugineux.

La formation de ces tubercules qui diminuent le diamètre intérieur des tuyaux de conduite, et par conséquent l'écoulement du liquide n'a fixé l'attention des savants que depuis peu de temps. C'est à Grenoble que ce fait fut d'abord signalé, il y a environ cinq ans; M. le Maire de la ville et MM. les Ingénieurs qui avaient établi la distribution d'eau, en donnèrent connaissance à l'Académie royale des sciences (Institut de France), en sollicitant des explications et des conseils à cet égard. L'attention du monde savant fut alors vivement excitée, par la communication de cette remarque toute nouvelle, ou du moins très peu connue, et par les intéressantes discussions qui en furent la suite.

Diverses théories furent proposées pour l'explication de ce phénomène. Celle émise par M. Payen, et que je vais faire connaître, reçut l'approbation de la commission chargée de répondre à la demande de l'autorité municipale de Grenoble (1). M. Payen prouva, par des expériences directes, que ces productions tuberculeuses sont le résultat de l'oxidation de la fonte des tuyaux, sous l'influence de courants électriques, qui se développent à l'aide de substances étrangères, formant les éléments d'une pile. Ce n'est donc pas,

____

(1) Séance du 13 mars 1837.

comme on l'avait pensé d'abord, au dépôt des sels calcaires qu'elles sont dues ; le savant M. Becquerel a parfaitement démontré l'exactitude de cette théorie.

Les concrétions tuberculeuses étant un résultat de l'oxidation de la fonte des tuyaux, et non la suite d'un dépôt de carbonate calcaire, d'après la théorie de M. Payen, seraient possibles avec l'eau du Rhône comme avec l'eau de source. Peut-être même, ce phénomène serait-il plus à redouter avec la première, le dépôt du sel calcaire à la paroi interne des tuyaux, pouvant mettre obstacle à l'action du liquide sur le fer. C'est du moins ce qui paraîtrait résulter des propres observations de M. Gueymard, à Grenoble et ailleurs, observations dont il a tiré les conclusions suivantes (1) :

« 1° Les eaux vaseuses et limoneuses ne don- « nent pas de tubercules.

« 2° Les eaux qui contiennent vingt-cinq centi- « grammes de sels anhydres, par litre, et plus,

(1) Extrait d'une lettre du 20 janvier 1839. — M. Gueymard, ingénieur en chef des mines, en résidence dans le département de l'Isère, a dirigé l'établissement du service de distribution d'eau à Grenoble, comme M. d'Aubuisson a dirigé celui de Toulouse.

« donnent une incrustation calcaire dans les
« tuyaux.

« 3° Les eaux qui en contiennent moins de
« vingt-cinq centigrammes, produisent des tu-
« bercules.

« 4° Les eaux de Grenoble n'en contiennent
« que dix centigrammes, quelquefois seulement
« neuf centigrammes. Ces sels ne sont presque
« que du carbonate de chaux. »

Ainsi, l'eau du Rhône n'étant ni vaseuse, ni
limoneuse, après sa filtration, et se trouvant, relativement aux sels calcaires, dans les conditions
indiquées, par M. Gueymard, pour la formation
des tubercules, il ne serait pas impossible qu'elle
donnât lieu à ces concrétions ferrugineuses.

Quant aux eaux des quatre sources, elles seraient, d'après les remarques de ce savant ingénieur, plus disposées à former des incrustations
calcaires que des tubercules.

Mais, soit que l'on adopte les eaux de source,
soit que l'on fasse choix de celle du Rhône, rien
n'est plus facile que d'empêcher la formation des
productions tuberculeuses. Il suffira, pour cela,
d'adopter une précaution bien simple. On sait
aujourd'hui que l'on préserve les tuyaux de fonte
de cette altération, au moyen d'un enduit de

chaux hydraulique, indiqué par MM. Vicat et Gueymard, ou bien encore, en faisant pénétrer dans les pores de la fonte, par une forte pression, de l'huile de lin lithargirée, ainsi que M. Juncker l'a pratiqué, dans les belles machines d'Huelgoat. L'expérience a démontré l'excellence de ces moyens, comme le prouve, à l'égard du premier, le fait suivant :

Ayant appris que, dans le mois de juillet de cette année, pendant la présence à Grenoble d'un ingénieur en chef des ponts et chaussées, en tournée d'inspection, on avait examiné des tuyaux de fonte revêtus, depuis assez longtemps, de l'enduit dont je viens de parler, j'ai désiré en connaître l'effet d'une manière positive. Voici la réponse que M. Gueymard a bien voulu faire à une demande de renseignements qui lui avait été adressée sur ce point :

« Les tuyaux, préparés par M. Vicat et par « moi, sont dans les eaux de la citerne *depuis* « *cinq ans*. Ils sont aujourd'hui dans le même « état qu'ils se trouvaient *le premier jour de* « *leur immersion*.

« Une commission prise dans le conseil mu- « nicipal de Grenoble, dans laquelle se trouvait « M. Crozet, ingénieur en chef des ponts et

« chaussées, vient de constater que notre enduit
« présentait toutes les garanties possibles (1). »

La formation de ces tubercules ferrugineux
qui diminuent l'écoulement de l'eau, n'est donc
à craindre ni dans l'un, ni dans l'autre système
de distribution, puisqu'il est facile de la prévenir.

Dépôts calcaires.

Personne n'ignore que beaucoup d'eaux amenées de distances plus ou moins éloignées déposent peu à peu, soit dans les canaux où elles
coulent, soit dans les conduits qui vont les distribuer aux fontaines, une matière calcaire qui,
augmentant de plus en plus, diminue à la longue
la quantité du liquide distribué primitivement,
et peut même, comme on l'a observé quelquefois,
lorsque le diamètre des tuyaux est très petit,
l'obstruer complètement. Dans ces cas, l'eau
n'étant plus fournie avec la même abondance,
dans certaines parties, et manquant tout-à-fait
dans d'autres, le service public demande que
des réparations soient faites, pour rendre aux

____

(1) Lettre du 4 octobre 1839.

tuyaux de conduite leur diamètre primitif, en les débarrassant du dépôt calcaire. Cet inconvénient est grave, quand la propriété incrustante de l'eau est très développée ; car alors elle entraîne des réparations fréquentes ; quand l'eau ne forme, au contraire, que très lentement des dépôts, cet inconvénient devient minime : il peut se passer alors un demi-siècle, et même davantage, avant que la diminution du liquide ne nécessite le nettoiement des conduites.

La cause de ce phénomène est bien connue aujourd'hui. Il a été constaté, que les dépôts, dans la généralité des cas, étaient exclusivement formés de carbonate calcaire (1). On sait aussi que ce sel, à peu près insoluble dans l'eau pure, ne se trouve dans les eaux potables, qu'à la

(1) On trouve quelquefois avec le carbonate de chaux des traces de carbonate de fer, dont la précipitation s'explique comme celle du sel calcaire. Dans ce cas, le dépôt a une couleur d'autant plus ochreuse, que le sel de fer est en plus grande proportion. — Nul doute qu'il ne puisse se former aussi des incrustations de sulfate de chaux, mais il faudrait alors que les eaux en fussent saturées, et que, placées au contact de l'air, l'évaporation du liquide amenât la cristallisation de ce sel, et ce n'est pas le cas de la généralité des eaux de source.

faveur d'un excès d'acide carbonique libre, lequel acide le tient en solution. Enfin, c'est encore un fait constant, que ces dépôts sont le résultat du dégagement d'une quantité plus ou moins grande d'acide carbonique, par l'effet du contact de l'air et de l'agitation; le carbonate de chaux que cet acide maintenait en solution se précipite alors molécule à molécule, et en prenant la forme cristalline.

Ces faits posés, je vais examiner quelles sont les chances de voir se former des dépôts calcaires, dans les deux systèmes de distribution d'eau qui sont à la disposition de la ville de Lyon.

Avec l'eau du Rhône, telle qu'on la puiserait dans le courant du fleuve, et en la filtrant de manière à lui conserver sa composition chimique primitive, c'est-à-dire avec le filtre artificiel, il n'y a pas à craindre que les tuyaux soient amoindris dans leur diamètre intérieur par des incrustations, même après un service d'une longue suite d'années. La théorie démontre, en effet, que les eaux de rivière qui ont été longtemps battues, au contact de l'air, ont perdu une bonne partie de leur acide carbonique, et laissé précipiter, par conséquent, tout le carbonate de chaux qu'elles pouvaient abandonner.

L'acide qui se trouve encore dans l'eau, y est tellement retenu par la faculté dissolvante ou l'affinité du liquide, qu'il faudrait, pour le dégager, une température très élevée. Cet acide, ne pouvant donc être dégagé à la température ordinaire, de toute nécessité, il retient en solution le carbonate qui reste dans l'eau. — Ainsi, point de crainte dans ce cas que l'eau du Rhône donne lieu à des incrustations provenant du dépôt de ce sel.

En serait-il de même après la filtration naturelle de l'eau du fleuve, au travers d'une masse de terrains assez épaisse, pour que le liquide, d'abord trouble et grisâtre, pût devenir suffisamment clair et transparent ? Je n'oserais l'affirmer. Les expériences que j'ai faites à cet égard, et qui déjà ont été rapportées (1), établissent que, dans ce mode d'épuration, l'eau dissout une assez grande quantité de sels calcaires, laquelle est d'autant plus considérable que la filtration est plus lente. La proportion de ces sels, dépend beaucoup aussi de la nature du filtre. Ainsi, dans le cas de filtration naturelle, il n'y aurait donc pas certitude absolue de ne point avoir

(1) Voyez chap. 7, pag. 137.

d'incrustations, comme avec l'eau filtrée artificiellement par le filtre-Fonvielle , ou tout autre filtre analogue.

J'arrive maintenant aux eaux des quatre sources : la plupart des eaux de ce genre sont plus ou moins susceptibles de former des dépôts calcaires dans les tuyaux de conduite. Quelques-unes , comme les eaux de St-Alyre, et celle de St-Nectaire , en Auvergne , possèdent cette propriété incrustante au plus haut degré ; d'autres, au contraire , ne laissent déposer du carbonate de chaux que très lentement , et de manière à ce qu'il se passe une très longue suite d'années , sans qu'il en résulte un inconvénient notable , c'est-à-dire une légère diminution , dans la quantité de l'eau distribuée.

En général, la propriété incrustante d'une eau , est en raison de celle du carbonate de chaux tenu en solution par l'acide carbonique ; toutefois, il faut observer que diverses circonstances peuvent faciliter la précipitation du carbonate, ou s'opposer à la formation de ce dépôt calcaire (1). Si l'eau , par exemple , court pen-

(1) L'existence simultanée d'une quantité très notable de sulfate de chaux dans les eaux potables , ne peut-elle pas favoriser la précipitation du carbonate

dant longtemps au contact de l'air, si elle est soumise à une certaine agitation avant d'arriver aux tuyaux de conduite, il pourra se faire qu'elle ait déposé dans son premier parcours la plus grande partie, ou la totalité du carbonate qu'elle peut abandonner, et dans ce cas, le dépôt sera presque nul, peut-être même il ne s'en formera pas du tout dans les tuyaux. D'un autre côté, si l'eau passe du canal naturel de la source, dans un canal artificiel, qui en sera le prolongement, sans subir le contact de l'air, ou du moins, sans que la couche de ce fluide qui sera en contact avec elle, puisse se renouveler facilement, il pourra arriver que le dégagement d'acide carbonique n'aie lieu que dans des proportions minimes, et dans ce cas, la précipitation du carbonate de chaux devra être insensible, ou même tout-à-fait nulle.

Dans l'eau des quatre sources réunies, la

de chaux ? ou, en d'autres termes, une quantité de ce dernier sel étant donnée, n'y aura-t-il pas une précipitation plus abondante, s'il existe, en même temps, dans l'eau, une forte proportion de sulfate de chaux ? Je serais assez porté à me prononcer pour l'affirmative. Mais, je dois avouer que je manque de faits pour appuyer cette opinion.

propriété incrustante existe, mais à un degré assez peu marqué, comme on peut s'en assurer en examinant la manière dont l'eau de Neuville et celle de Roye se comportent depuis leur origine jusqu'à l'extrémité de leur trajet, comme le prouve aussi la quantité de carbonate de chaux reconnue par l'analyse, et qui s'y trouve dans des proportions moyennes. — L'eau de ces sources pourrait donc, mais avec lenteur, former des dépôts calcaires dans ses tuyaux de conduite.

Quand je dis que ces dépôts ne se formeraient qu'avec lenteur, je n'avance pas une opinion hasardée, car elle est basée sur des faits. Ainsi, par exemple, l'eau de source provenant du côté oriental de la Croix-Rousse, et qui alimentait les fontaines de la place Croix-Pâquet, de la montée de la Glacière et de l'Hôtel-de-Ville, n'a pas encombré ses conduits de mémoire d'homme. M. Coillet, ancien voyer de la ville, affirme (1) que : « Pendant vingt-« cinq ans d'exercice de ses fonctions, il n'a « pas eu à faire changer ou nettoyer une « seule fois les tuyaux qui conduisaient cette

(1) Lettre du 2 avril 1839.

« eau du réservoir des Colinettes aux diverses
« fontaines, par suite de sédiments qui s'y se-
« raient formés (1). »

Les eaux des quatre sources, étant chimiquement les plus pures de celles que fournit le
plateau dont la Croix-Rousse forme l'extrémité,
ce fait peut rassurer beaucoup, sur les chances
d'un encombrement, dans la distribution intérieure de la ville.

Voici, d'ailleurs, un exemple bien plus con-

(1) Avant 1831, plusieurs fontaines du quartier des
Capucins et du quartier des Terreaux, notamment
celles de l'Hôtel-de-Ville, donnaient de l'eau de source,
dérivée du sous-sol de la Croix-Rousse, en deçà de la
montée de la Boucle, et amenée dans le réservoir des
Colinettes, au moyen d'une galerie souterraine, qui n'a
pas mille mètres de longueur, c'est-à-dire, la douzième
partie de celle qui serait pratiquée de Neuville à Lyon.
M. Coillet a observé que l'eau déposait des sédiments
dans cette galerie, et que ces dépôts n'avaient plus
lieu dans l'intérieur de la ville.

M. Caron, ingénieur, qui a succédé à M. Coillet,
dans la surveillance du service des fontaines de Lyon,
consulté, à son tour, a répondu qu'il n'était pas à sa
connaissance qu'on eût été dans le cas de désoblitérer
les tuyaux de distribution, par lesquels cette eau pas-
sait sous le sol des rues.

cluant : je le tire d'une pièce officielle que je tiens de l'obligeance de M. le maire de Montpellier ; c'est un *Rapport, fait (en 1837), au nom de la Commission chargée d'apprécier le mérite des projets d'une nouvelle distribution des eaux de la source de Saint-Clément, dans la ville de Montpellier, par M. Lentheric, professeur à la faculté des sciences* (1).

L'eau distribuée à Montpellier, est le produit d'une source considérable qui surgit à St-Clément, à une distance de la ville, presque égale à celle qui sépare Neuville de Lyon. La galerie par laquelle elle a été dérivée et que l'on a construite, dans le siècle dernier, sans se préoccuper des dépôts calcaires, a quatorze mille mètres de développement ; sa pente est de 1/3456. Tout cela est, à très peu près, conforme à ce qui est projeté pour Lyon.

C'est le 7 décembre 1765, que l'eau de Saint-Clément arriva, pour la première fois, sur la place

(1) Cette commission, présidée par le maire, se composait de dix personnes, parmi lesquelles figuraient un colonel d'artillerie, un colonel du génie, l'ingénieur en chef des ponts et chaussées, un membre de la Faculté des Sciences, un professeur à la Faculté de médecine, un architecte, etc.

du Peyrou, à Montpellier, aux acclamations des habitants (1) Depuis lors, jusqu'à ces derniers temps, la distribution s'en est faite régulièrement, et sans réparations. Aujourd'hui, il est vrai, ce service en réclame d'importantes, comme l'indique le rapport qui me fournit ces détails, mais c'est par la dégradation de la couverture de la galerie sur laquelle passent les piétons dans plusieurs endroits; par la dislocation

(1) Les archives des états du Languedoc, contiennent de curieux détails sur cette grande solennité. — Il paraîtrait, par exemple, que l'architecte, chargé de la direction des travaux, n'avait pas calculé que les eaux emploieraient environ douze heures à parcourir leur canal de dérivation. Quand donc, le moment indiqué pour leur arrivée fut passé, sans le résultat que toute la population rassemblée, attendait avec une extrême impatience, il y eut une consternation générale; on crut que l'opération était manquée, et que les eaux n'arriveraient pas. Aussi, lorsqu'au bout de quelques heures d'anxiété, de la part des magistrats et des habitants, elles arrivèrent, enfin; lorsqu'à un signal donné, on enleva la vanne qui les retenait à l'extrémité de l'aqueduc, et qu'on les vit s'élancer dans les bassins du Peyrou et retomber en limpides cascades, il y eut une soudaine explosion de joie, et la satisfaction publique se manifesta longtemps de la manière la plus vive et la plus bruyante.

de ses parties latérales, au travers desquelles des racines se sont introduites dans la cunette, où elles ont formé cet abondant chevelu, que l'on appelle *queue de renard*; par la rupture des tuyaux en poterie, dans certains quartiers de la ville; par le détournement, au profit de quelques privilégiés, d'une partie de l'eau destinée aux fontaines publiques, etc.; plutôt que par les dépôts calcaires, qui se sont formés principalement, ainsi que je vais bientôt le dire, dans le milieu du parcours du canal de dérivation, et conséquemment avant l'arrivée de l'eau dans les conduites de la ville.

Ainsi, l'eau de source dérivée à Montpellier, a pu couler pendant *soixante et quatorze ans*, sans que la formation de ces dépôts nécessitât des travaux de réparations; ce qui est assez rassurant, soit pour la société de dérivation des sources de la rive gauche de la Saône, soit pour la population lyonnaise.

On peut objecter, il est vrai, que l'eau de Saint-Clément contient peut-être moins de carbonate de chaux que les eaux de Roye et de Neuville. Mais je puis encore rassurer à cet égard; car, j'ai prévu cette objection. Je me suis assuré par moi-même, de la composition chimique de cette eau, avant son entrée dans le canal qui la conduit à Montpellier. Pour cela, j'ai fait demander à M. Lentheric, qu'il voulût bien recueillir dix litres d'eau de Saint-Clément, prise *à son origine, à sa source même*, et me l'envoyer dans des bouteilles bien remplies et bien bouchées, ce que cet honorable et savant professeur de la faculté des sciences s'est empressé de faire. Cette eau, immédiatement analysée, à Lyon, m'a donné, en carbonate de chaux desséché, 2$^{gr.}$ 13, ce qui fait, par litre, 0$^{gr.}$ 213. L'eau des quatre sources réunies de la rive gauche de la Saône en a, comme on l'a vu, 0$^{gr.}$ 216. Il y a donc entre ces deux eaux la faible différence, sous le rapport du carbonate calcaire, de vingt-un centigrammes un tiers à vingt-un centigrammes et demi, c'est-à-dire identité presque parfaite. Toutes deux confinent à cette limite, très bien indiquée par M. Gueymard, où les eaux commencent à posséder la propriété incrustante (1).

D'après cet exemple des eaux de Montpellier,

(1) « Les eaux qui contiennent vingt-cinq centi- « grammes de sels anhydres, et plus, par litre, « donnent une incrustation calcaire dans les tuyaux. » (*Lettre de M. Gueymard*).

et d'après leur analogie de composition avec celle de l'eau des quatre sources, la population lyonnaise est bien désintéressée dans la question des dépôts calcaires, car une opération de nettoiement, qui ne devient nécessaire qu'après trois quarts de siècle, qui, dès-lors, peut être fractionnée, si l'on veut, par 75°, d'année en année, cesse d'être un inconvénient.

Je conçois, néanmoins, que les fondateurs de la société qui se propose de dériver les eaux des quatre sources, et les ingénieurs chargés de cette belle entreprise, pourront mettre de l'importance à pratiquer des moyens, propres à prévenir la formation de tout dépôt calcaire, dans les tuyaux de distribution en ville. — Il ne sera donc pas inutile, ne fût-ce que dans un intérêt de science, de rechercher si l'on peut empêcher, d'une manière certaine et absolue, la formation de ces dépôts.

Le problème à résoudre est celui-ci : Déterminer si, par le mode adopté pour la dérivation des sources, et sur un parcours d'environ douze kilomètres, il n'est pas possible d'épuiser la propriété incrustante de l'eau, avant sa distribution dans les tuyaux de conduite, ou bien de la rendre entièrement nulle, dans tout le trajet du liquide jusqu'aux fontaines.

Pour arriver à ce but, deux systèmes sont présentés, qui, tous deux, reposent sur des faits.

Premier système de dérivation pour prévenir les dépôts calcaires dans les tuyaux de distribution.

Dans ce système, on se proposerait d'exciter l'action incrustante de l'eau, pendant son parcours dans la première partie de l'aqueduc, où elle serait sans le moindre inconvénient, afin de l'épuiser avant son arrivée dans la ville. Pour cela, on la ferait passer à découvert, sur plusieurs points, entre Neuville et Roye ; là on favoriserait le dégagement d'une certaine quantité d'acide carbonique, et, par suite, la précipitation d'une portion correspondante de carbonate de chaux, tantôt en exposant à l'influence de l'air, la veine fluide étendue en nappes, ou divisée en minces filets, tantôt en l'agitant, en la brisant même par plusieurs chutes, sur des fragments de roches. De Roye jusqu'à la montée de la Boucle (1), l'aqueduc traverserait souterraine-

(1) Si quelques personnes pensaient que l'aqueduc de dérivation doit suivre les contours de la colline

ment le plateau, à une profondeur constante de cinquante mètres environ au dessous de sa surface, et n'ayant qu'une très faible pente , pour que l'eau , y restant longuement , pût achever de déposer son carbonate de chaux , devenu insoluble par le dégagement de l'acide carbonique dans le premier parcours , et reprendre sa température primitive , si elle avait été un peu modifiée par le contact de l'atmosphère.

L'expérience a démontré toute la valeur de ce système : c'est un fait généralement reconnu , que les eaux qui coulent au contact de l'air , lais-

qui borde la Saône , elles seraient dans l'erreur. Son tracé en ligne droite , du vallon de Torrières , commune de Neuville , au plateau de Roye , passe derrière les villages et les hameaux de ces localités : par exemple , à trois mille mètres environ de Rochetaillée , dans des lieux où il n'y a que des bois et des terres arables sans habitation. — Du plateau de Roye au chemin de la Boucle , où peuvent commencer les tuyaux de distribution , le tracé passe sous le fort de Montessuis , par conséquent , à un quart de lieue du lit de la Saône , au Vernay , à un tiers de lieue du pont de l'Ile-Barbe , et à trois quarts de lieue à peu près du bord de la rivière , vers la *tour de la Belle-Allemande* , comme on peut s'en convaincre , d'ailleurs , en examinant la carte qui accompagne ce Mémoire.

sent déposer du carbonate de chaux dans une partie de leur trajet, et finissent ainsi par perdre leur propriété incrustante. La source de Neuville, par exemple, ne forme d'abord aucun dépôt sensible ; puis , passant sur plusieurs roues de moulin, où elle éprouve une forte agitation, elle abandonne, dans son parcours, dont l'étendue est de douze à quinze cents mètres et la durée de deux heures trois quarts, une quantité très notable de carbonate calcaire ; ce que j'ai constaté moi-même par deux analyses dont voici les résultats : quinze litres d'eau de Neuville , pris à son embouchure, dans la Saône, ont fourni $0^{gr.}$ 566 de résidu solide de moins que pareille quantité recueillie le même jour à la source même. Or , cette différence en moins, s'applique uniquement au carbonate de chaux, seul sel que cette eau peut laisser déposer pendant son parcours.

Si maintenant on calcule, d'une part, que la diminution de carbonate dont je viens de parler, est de près de *quatre* centigrammes par litre, sur une quantité initiale de *vingt-un* ; si l'on remarque, d'une autre part, que l'eau de Neuville, pour arriver à Lyon, au lieu de parcourir douze à quinze cents mètres, et d'employer deux heures trois quarts à ce trajet, suivra un canal de dérivation de douze mille mètres, dont le parcours n'aura pas moins de dix heures de durée, et pourra, si l'on veut, en avoir beaucoup plus; peut-on douter que cette eau perdra sa propriété incrustante avant d'arriver dans les tuyaux de conduite (1)?

On a d'autant plus raison de compter que les incrustations calcaires se formeront exclusivement dans l'aqueduc, qu'il est démontré par l'observation : 1° que ces incrustations commencent à paraître à quelque distance des sources; 2° que le dépôt augmente ensuite d'une manière très notable; 3° qu'après un certain trajet, dont la longueur est relative au volume du liquide, mais qui est peu étendu; la quantité du dépôt calcaire diminue rapidement, et finit par devenir nulle, quand la galerie est assez prolongée pour que l'eau épuise complètement sa faculté incrus-

(1) Ce raisonnement s'applique seulement, il est vrai, à l'eau de Neuville; mais on sait qu'elle forme la majeure partie de l'eau des quatre sources. D'ailleurs, de Roye, où se trouve la source la plus rapprochée, jusqu'à Lyon, il y a encore une assez longue distance pour que l'eau puisse perdre une partie notable de son carbonate de chaux.

tante. Or, le canal de Neuville à Lyon sera tout-à-fait dans ces conditions.

On peut facilement se convaincre de la réalité des principes que je viens d'établir, relativement à la formation des dépôts calcaires produits par les eaux de source ; l'exemple suivant en fournit une démonstration frappante : je veux parler du parcours des eaux de Saint-Clément pour arriver aux tuyaux de distribution dans la ville de Montpellier. Les dépôts qui se sont formés dans la cunette, commencent à se montrer près de Montferrier, à deux mille mètres de distance de la source, et l'on en voit peu en approchant des arceaux du Peyrou, c'est-à-dire, près de la distribution du liquide dans les tuyaux de conduite. C'est dans la partie moyenne de l'aqueduc, que leur épaisseur contre les parois de la cunette est la plus grande. Aussi, quoique la galerie ait *quatorze mille mètres* d'étendue, l'enlèvement des dépôts, n'a été reconnu nécessaire, que sur une longueur de *dix mille* mètres (1).

Ainsi, l'eau de Saint-Clément, qui contient, à son origine, une quantité de carbonate de

(1) Rapport de M. Lenthéric, professeur à la Faculté des Sciences de Montpellier, page 15.

chaux identique à celle de l'eau des quatre
sources, et qui parcourt, avant d'arriver aux tuyaux de conduite, un aqueduc dont la longueur
est peu différente de celle qu'aura l'aqueduc
lyonnais, perd presque complètement sa propriété incrustante, dans cette première partie de
son trajet, avant d'être distribuée à la ville de
Montpellier. Car, il ne s'est formé, après soixante-
quatorze ans, de dépôts calcaires un peu notables,
que dans quelques tuyaux de l'intérieur de la
ville; et ils s'y sont formés, dit M. Lenthéric,
parce que l'eau, qui les parcourt avec une grande
vitesse, est soumise, dans leur intérieur, à l'action de plusieurs chocs, et que ces tuyaux
n'étant pas toujours pleins, le liquide s'y
trouve en contact avec l'air (1); toutes circonstances qui ne se rencontreront pas à Lyon,
attendu que l'eau, partant d'un niveau élevé,
(plus de trente mètres au dessus de l'étiage de
nos rivières), coulera dans la ville à conduites
forcées, et par conséquent toujours pleines. —
Après un semblable exemple, qui a tant de
rapports avec la dérivation projetée pour Lyon,

(1) Rapport de M. Lenthéric, professeur à la Faculté
des Sciences de Montpellier, page 19.

comment pourrait-on redouter l'inconvénient des dépôts calcaires?

Deuxième système de dérivation pour prévenir les dépôts calcaires dans les tuyaux de distribution (1).

Dans ce système, on conserverait la composition primitive de l'eau, dont la qualité est jugée excellente à son origine ; on la maintiendrait dans des conditions où elle ne perdrait rien, ou presque rien de son acide carbonique, et ne pourrait, par conséquent, laisser précipiter du carbonate de chaux. A cet effet, on profiterait de l'heureuse circonstance qui fait surgir les quatre sources, sur la pente d'une colline se prolongeant

(1) L'idée de ce mode de dérivation appartient à M. le docteur Jourdan, professeur de zoologie, à la Faculté des Sciences de Lyon. Ce savant l'a indiqué, après des observations nombreuses faites sur les sources calcarifères du vallon de Roche-Cardon, et comme résultat des études auxquelles il s'est livré, au sujet des dépôts calcaires, sur la demande de la Société d'agriculture de notre ville, dont il est un des membres les plus distingués.

sans discontinuité, du nord au sud, depuis Trévoux jusque dans l'enceinte de Lyon, et fournissant ainsi le moyen de les recueillir souterrainement à leurs points d'émergence, et de les faire couler dans un aqueduc-tunel percé sous le plateau, au niveau des sources, sans qu'elles aient paru à la lumière et à l'air.

Ce mode de dérivation, c'est la nature qui l'indique. Il est fondé sur cette observation, que la plupart des eaux de source coulent depuis des siècles dans les canaux souterrains qu'elles se sont creusés, sans cependant y former la moindre trace de dépôts calcaires. La cause de ce phénomène, c'est que, n'éprouvant pas le contact de l'atmosphère, elles ne laissent point dégager d'acide carbonique. D'après cette remarque, on a dit : faites que dans toute l'étendue de la dérivation, l'eau des quatre sources continue à se trouver dans ses conditions naturelles ; empêchez son contact avec l'air extérieur en la recevant à ses diverses origines dans une galerie exactement fermée, surmontée d'une voûte et recouverte de plusieurs mètres de terre, laquelle se continuera en forme de tunel sous le plateau, jusqu'au point également souterrain où commencera la distribution de l'eau dans la ville, à conduites forcées. En ce cas, n'ayant rien perdu de son acide carbonique, elle arrivera avec sa composition primitive jusqu'à sa dernière destination.

Dans ce système, les sources seraient donc simplement déplacées : leur point d'émergence, au lieu d'être à Roye, à Ronzier, à Fontaine et à Neuville, se trouverait sur les places publiques et dans les habitations de Lyon.

On a fait une objection à ce système si naturel et si simple ; on a dit : mais la formation des poudingues (1) démontre que le carbonate de chaux peut se précipiter dans l'intérieur même du sol. A quelle cause, a-t-on ajouté, attribuer l'agglomération et la compacité de ces amas considérables de galets soudés par un ciment calcaire, si ce n'est à la filtration des eaux souterraines qui ont lentement laissé déposer le carbonate de chaux, lien de tous ces débris hétérogènes ? — Mais, s'il en était ainsi, les eaux des fontaines incrustantes au plus haut degré, comme celle de Saint-Alyre en Auvergne, n'obstrueraient-

(1) Roches composées de cailloux ou galets et de gravier, réunis par un ciment calcaire, ou siliceux ; on observe près de Lyon, aux escarpements de la *Tour de la Belle-Allemande*. Le poudingue est vulgairement appelé *béton bâtard*.

elles pas rapidement leurs conduits naturels ?
et cependant leur point d'émergence reste à peu
près invariablement le même (1).

Voici d'ailleurs, relativement à la formation
des poudingues, l'opinion de la plus haute autorité géologique de notre époque; M. Elie de
Beaumont a bien voulu répondre ce qui suit, à
une question qui lui avait été adressée à cet égard :

« Il est un point sur lequel vous désirez,
« Monsieur, connaître spécialement mon avis.
« C'est celui de savoir si les poudingues, qui
« entrent dans la composition du sol de la
« Bresse, auraient été agglutinés par la filtra-
« tion d'eaux chargées de carbonate de chaux,
« parce que, dans le cas où cela serait, il pour-
« rait en résulter une objection contre un des
« moyens de conduire les eaux auxquels on a
« songé. A cet égard, Monsieur, je crois pou-

(1) « La fontaine de St-Alyre n'engorge pas de dé-
« pôts calcaires ses conduits naturels, mais les con-
« duits de dérivation par où on la fait couler. On ignore
« depuis combien de temps elle existe, mais, cepen-
« dant, il y a bien un siècle qu'elle coule au même en-
« droit, sans diminuer de volume. »
Extrait d'une lettre de M. Clémentel, propriétaire de
la fontaine de St-Alyre. (Clermont, 4 mai 1839.)

« voir vous répondre négativement. Il me pa-
« raît évident que les poudingues de la Bresse
« ont été consolidés à une époque où les vallées
« actuelles de la Saône et du Rhône, n'étaient
« pas creusées, et à laquelle, par conséquent,
« les eaux ne pouvaient pas filtrer à travers le
« terrain de la Bresse, comme elles le font au-
« jourd'hui. Si donc le carbonate de chaux qui
« soude les uns aux autres les cailloux dont se
« compose le poudingue de la Bresse, a été
« introduit après coup, il me paraît évident que
« cette introduction a eu lieu d'une tout autre
« manière que les dépôts calcaires opérés sous
« nos yeux par les sources calcarifères (1). »

Signé : L. Élie De BEAUMONT.

Une opinion aussi explicite, donnée par un
homme élevé si haut dans la science, me dis-
pense de tout autre raisonnement.

Mais entre les deux systèmes indiqués, lequel
conviendra-t-il de choisir, dans le cas où la dérivation s'exécutera? — C'est une question qui a
été soumise à l'Académie royale des sciences

(1) Extrait d'une lettre de M. Elie de Beaumont, du
16 mai 1839.

(Institut de France), et que, pour cette raison, je dois laisser sans réponse.

En résumé :

Il résulte de ce qui a été dit dans la deuxième section de ce chapitre :

1° Qu'il est facile de prévenir la formation des tubercules ferrugineux, laquelle aurait lieu avec l'eau du Rhône, bien plus peut-être qu'avec l'eau de source.

2° Que l'eau du Rhône, dans son état naturel, ou filtrée artificiellement, n'a pas la propriété incrustante, mais qu'il n'est pas impossible que, par la filtration dans une masse de dépôts d'alluvion ou de terrains de transport, elle acquierre quelque peu cette propriété, qui, dans ce cas, n'aurait pas le moyen de s'épuiser dans un aqueduc de plusieurs lieues d'étendue.

3° Que l'eau des quatre sources est légèrement incrustante, mais qu'il est possible d'épuiser cette propriété de former des dépôts calcaires, avant son arrivée dans les tuyaux de conduite, ou bien de lui conserver, jusqu'aux fontaines publiques, sa composition primitive, c'est-à-dire, de prévenir ces dépôts en empêchant, dans tout son parcours, qu'elle soit en contact avec l'atmosphère.

Au reste, il ne faut pas perdre de vue, que l'inconvénient des incrustations, en supposant qu'elles se forment avec l'eau de source, et non avec l'eau du Rhône, ne se ferait sentir qu'à de longs intervalles, tandis que les machines destinées à élever l'eau du fleuve demanderaient bien d'autres réparations, et bien autrement coûteuses, que celles nécessitées pour le curage des tuyaux. — Et quand il n'en serait pas ainsi, les avantages certains que présentent les eaux de source, sous le rapport hygiénique comme pour l'emploi industriel, ne devraient-ils pas les faire préférer à l'eau du Rhône, même en admettant l'inconvénient, au moins très problématique, des incrustations ?

CHAPITRE ONZIÈME.

Parallèle entre l'eau des quatre sources réunies et l'eau du Rhône.

Comparaison, sous le rapport de la composition chimique :

MATIÈRES ORGANIQUES.

Rien n'est plus incertain que la détermination par l'analyse chimique des matières organiques en solution dans les eaux potables : ces substances, quand les eaux ne sont pas décidément mauvaises, quand leur odeur et leur saveur n'ont pas quelque chose de putride ou de marécageux, s'y trouvent en si petite proportion, que l'on peut à peine en découvrir des traces. L'indication précise de leur quantité est donc, dans ce cas, illusoire et même impossible.

Quoi qu'il en soit, peut-on sérieusement établir une comparaison, sous le rapport des matières organiques, entre les eaux de source dont la nature chimique est, à des nuances près, invariable, et les eaux de rivière, qui changent d'un jour à l'autre dans leur pureté et leur composition, suivant qu'elles sont basses ou qu'elles sont enflées par des crues subites. Si l'on trouve, par exemple, peu de matières organiques dans l'eau du Rhône, quand il est à son minimum de volume, et que l'eau est claire, ou du moins fort peu trouble, qu'en pourra-t-on conclure à l'égard de cette même eau, quand, dans les temps de pluies abondantes ou de fonte de neige, elle deviendra un réceptacle de toutes sortes d'impuretés.

Ce n'est pas d'ailleurs par la quantité qu'il faudrait apprécier les matières organiques contenues dans les eaux, c'est par leur nature plus ou moins putride et malfaisante. Mais ici s'arrête le pouvoir de la chimie : si l'altération des eaux par une matière organique délétère, n'est pas sensible aux caractères physiques, par quel moyen la reconnaître ? Aucun réactif, aucun procédé chimique ne peut l'indiquer. Le seul moyen de l'apprécier, c'est d'observer les effets de l'eau sur la santé publique. Il en est de ce liquide altéré par des traces insensibles de matières organiques délétères, comme de l'air infecté par la contagion de la variole, comme de celui de nos marais de la Bresse, des rizières du Piémont, ou des maremmes de la campagne de Rome. L'air, dans ces circonstances et dans ces lieux, peut déterminer des maladies très graves, donner la mort en deux ou trois jours : et cependant, soumis aux investigations chimiques les plus délicates et les mieux dirigées, il ne se comporte pas autrement que l'air pur des montagnes, ou celui que l'on respire, au milieu de nos bois, ou de nos jardins. De même, on a souvent analysé des eaux dont l'usage avait déterminé des maladies épidémiques, et généralement on n'a pu y découvrir la cause pathogénique recherchée.

Reconnaissons donc qu'il n'y a rien, ou presque rien à attendre de l'analyse chimique, pour la connaissance de la quantité et surtout de la nature des matières organiques tenues en solution dans les eaux potables. Je ne chercherai

donc pas à comparer, sous ce rapport, les résultats obtenus en analysant d'une part les eaux
de source, d'une autre part celle du Rhône.
Dans toutes on a trouvé des traces d'une substance organique végéto-animale. De la comparaison de ces résultats, il n'y a évidemment
aucune conclusion à tirer.

L'analyse chimique faisant défaut en ce qui
touche les matières organiques, et mon désir
d'éclairer complètement la grande question que
j'examine, me portant à ne rien négliger de ce
qui pouvait me fournir quelques lumières sur
ce point particulier, j'ai eu recours au microscope : l'emploi de cet instrument, avec lequel
on pénètre plus avant qu'avec les réactifs de nos
laboratoires, dans la connaissance de certains
corps, me faisait espérer des résultats plus satisfaisants que ceux obtenus des moyens fournis
par l'analyse ordinaire. Mais pour faire usage
du microscope avec succès, surtout dans une
matière aussi délicate que l'appréciation des
substances organiques des eaux potables, j'ai
pensé qu'il fallait avoir acquis une longue habitude de son application, et j'ai dû, par conséquent, m'adresser, pour les expériences à faire,
à un savant longtemps exercé aux investigations

microscopiques les plus délicates. Je devais donc songer naturellement à M. le docteur Alexandre Donné, de Paris, connu par de très beaux travaux en ce genre, et particulièrement par son analyse microscopique du lait.

A la demande que je lui ai faite de s'occuper de ces expériences, M. Donné a bien voulu se charger de faire, dans cette spécialité d'investigation, des recherches sur l'eau des quatre sources des bords de la Saône et sur celle puisée dans le Rhône. En conséquence, je lui ai adressé, à différentes époques, et avec toutes les précautions convenables, des échantillons pris aux sources mêmes et dans le courant du Rhône.

C'était sans doute une circonstance désavantageuse, que de faire ces essais à une grande distance des localités où coulent les eaux, et après qu'elles avaient subi l'influence de l'agitation, et de la chaleur ou du froid, durant le voyage. Il faut remarquer, cependant, qu'elles étaient toutes indistinctement sous la même influence, et que d'ailleurs l'observation qui précède, ne se rapporte guère qu'à celles qui ont été transportées de Lyon à Paris, dans le mois de juin, à une époque où la chaleur était très forte. Cette considération ne m'a donc pas fait abandonner mon projet; M. Donné n'y a pas vu ainsi que moi un obstacle; il a pensé, que cette nouvelle voie d'exploration pouvait, malgré cela, fournir des indications utiles; et il a bien voulu mettre le plus grand zèle à s'occuper de ces recherches. Les résultats auxquels il est parvenu, coïncident avec ce que le raisonnement pouvait faire prévoir; ils fournissent une preuve intéressante et nouvelle à l'appui des conclusions par lesquelles je terminerai ce chapitre. Ces études présenteront encore cet avantage, qu'elles pourront attirer l'attention sur un sujet entièrement neuf, et qu'elles provoqueront peut-être des découvertes importantes pour la science, par l'emploi du microscope appliqué à l'analyse des matières organiques contenues dans les eaux.

Voici les résultats obtenus par M. Alexandre Donné, de ses expériences microscopiques; on en trouvera le tableau général immédiatement à la suite de mon propre travail.

Expériences faites en hiver (1839).

1° Pendant les froids, lorsque la température atmosphérique était, depuis plusieurs jours, au dessous de zéro, que le Rhône se trouvait à son minimum de volume, et à son maximum de limpidité, que la congélation empêchait l'écoulement dans ce fleuve des eaux plus ou moins impures du rivage, l'eau prise dans le courant, n'a présenté à l'analyse microscopique, que quelques rares infusoires et peu de substances organisées végétales.

2° A quelques jours de là, la température atmosphérique étant montée à 2 et ensuite à 4° $+$ o, c'est-à-dire, le dégel étant survenu, et toutes les eaux retenues par la congélation ayant pu s'écouler dans le fleuve, la quantité des animalcules infusoires et des matières d'apparence végétale a augmenté considérablement.

3° A cette dernière époque, l'eau du Rhône obtenue par filtration naturelle, au *Grand-Camp* et à la pompe de la place *Tholozan*, contenait également des corps organiques en abondance; la dernière surtout a présenté des myriades d'infusoires.

4° A la même époque, les eaux de source contenaient infiniment moins de corps organisés que l'eau du Rhône prise soit dans le courant, soit au Grand-Camp et à la place Tholozan. Les matières organiques y étaient d'ailleurs d'autant plus rares, que l'eau de source avait

15

été prise dans un point plus rapproché de celui où la nature la fait sourdre de terre.

Expériences faites au printemps.

Vers la fin du mois d'avril, la température atmosphérique étant de 12 à 15°, les eaux du Rhône présentaient beaucoup d'animalcules et de matières organisées; ces mêmes matières étaient alors en fort petite quantité dans les eaux de source prises à leur point d'émergence. — A cette époque, les eaux du Rhône étaient dans un état d'infériorité très marquée, vis-à-vis des eaux de source.

Expériences faites en été.

Dans les derniers jours de juin, la température atmosphérique variant de 25 à 30°, les infusoires et les végétaux microscopiques étaient nombreux dans l'eau du Rhône, prise, soit au courant du fleuve, soit après la filtration naturelle au travers du sol, aux pompes du Grand-Camp et de la terrasse Tholozan. A cette même époque, les eaux de source en ont présenté à peu près autant, ce qui s'explique naturellement, par la température très élevée que les eaux avaient subie pendant le voyage de Lyon à Paris, et ne contredit pas, par conséquent, les résultats obtenus en hiver et au printemps.

En résumé, les expériences microscopiques de M. le docteur Donné ont constaté :

1° Que l'eau du Rhône est à son maximum de pureté, sous le rapport des matières organiques, lorsque la température atmosphérique est, depuis quelque temps, au dessous de zéro; ce qu'il faut sans doute attribuer, d'une part, à la congélation des diverses eaux plus ou moins souillées par des emplois de ménage et d'industrie, qui vont ordinairement se confondre avec elle; d'autre part, au refroidissement de l'eau et de l'atmosphère, qui arrête tout mouvement de fermentation, et met obstacle à la génération des infusoires et à la végétation des plantes microscopiques ;

2° Que les eaux de source sont dans les meilleures conditions possibles, aux lieux où elles sourdent, et là où il n'y a ni stationnement du liquide, ni végétation quelconque au dessus, ou autour des sources;

3° Que l'eau du Rhône puisée dans le courant lorsque la température atmosphérique est tombée au dessous de zéro, et l'eau de source prise à son point d'émergence, sont à un égal degré de pureté, en ce qui touche les matières organiques ; d'où résulte la supériorité de cette dernière, sous ce rapport, puisque cet état de pureté est exceptionnel pour l'eau du Rhône, et permanent pour l'eau des quatre sources.

Le résultat de ces expériences concorde parfaitement, ainsi que je l'ai déjà fait pressentir, avec ce qu'indiquait, le meilleur moyen d'appréciation en cette matière, le raisonnement fondé sur l'observation des faits ; il vient donc à l'appui de cette opinion, dont la réflexion seule, à défaut de preuves, démontrerait l'exactitude, que *les matières organiques existent nécessairement en plus grande quantité dans l'eau du Rhône que dans l'eau de source.*

Le simple bon sens, en effet, la moindre habitude d'observer et de réfléchir, ne donnent-ils pas la certitude que les eaux si abondantes et si limpides des quatre sources, sont généralement plus pures de matières d'origine organique et de corps organisés vivants, que les eaux du Rhône. — D'où proviennent ces eaux de source ? — Des pluies qui tombent sur le plateau de la Bresse, ou d'infiltrations de quelque masse d'eau éloignée. Si elles ont pour origine directe les pluies tombées sur l'immense surface du plateau, l'eau, immédiatement absorbée après sa chute, n'a guère le temps de dissoudre et d'entraîner des matières organiques; d'ailleurs, en s'infiltrant lentement à travers les couches de gravier, de sable et de marnes argileuses, dont le sol est composé, elle se purifie nécessairement des matières en suspension, et peut même se débarrasser en partie, de celles qui y sont dissoutes, par son contact avec les couches d'argile : l'action absorbante des terres alumineuses n'est-elle pas connue de tous les chimistes? — Les eaux des quatre sources proviendraient-elles d'un lac éloigné ou d'une masse d'eau souterraine? Dans ce cas, je le demande, où se seraient-elles chargées de matières organiques. — On a supposé, il est vrai, que ces eaux pouvaient être fournies, du moins pour une certaine partie, par les étangs de la Bresse. Mais on ne réfléchit pas, en émettant cette hypothèse, que le sol, complètement argileux et nullement perméable qui les supporte, ne permet pas l'infiltration de leurs eaux. Sans cette imperméabilité, due à la nature du terrain, à ces couches d'argile de plusieurs mètres d'épaisseur qui le recouvrent, que deviendraient les étangs?

Arrivant maintenant à l'eau du Rhône, je dirai:

C'est un fait reconnu que les eaux de rivière, surtout près et dans l'intérieur des villes, sont toujours souillées de matières d'origine organique, lesquelles deviennent putrides durant les chaleurs. On sait même, comme l'ont reconnu MM. Hallé et Nysten, qu'elles sont plus impures en été qu'en hiver, et M. Chevreul a constaté, dans les eaux de la Seine, examinées en été, la présence du carbonate d'ammoniaque, sel qui ne peut provenir que de la décomposition des matières organiques entraînées par le fleuve.

En effet, indépendamment des eaux ménagères, de celles provenant des ateliers de l'industrie, des écoulements des égoûts et des latrines, qui se rendent incessamment dans une rivière, tout le long de son cours, les grandes pluies et les débordements déterminés par la fonte des neiges, n'y entraînent-ils pas des impuretés de toutes sortes (1)? et quant aux pluies,

(1) Les crues d'eau considérables dues aux fontes des neiges, qui, dans les hivers, recouvrent les montagnes et les plaines; les pluies longues et abondantes auxquelles sont dues les inondations qui désolent les

ce n'est pas seulement dans le point même où elle tombe que l'eau dissout et entraîne des matières organiques putrides : celle qui court sur le sol pour se rendre à la rivière, a bien plus de chances de s'altérer, que celle qui s'y infiltre immédiatement, puisque la première lave et purifie la terre, sur une large surface, des immondices de toute nature qui s'y trouvent répandues, avant d'atteindre le lit d'une rivière. Et n'est-ce pas d'ailleurs près de ces grands cours d'eau, principal élément de vie des populations industrielles, que se trouvent surtout les villes, les bourgs, les villages, les manufactures de tous genres, ainsi que des mares et des fossés pleins de matières putrides? — Ne faut-il pas observer, de plus, que dans ce cas, il n'y a nulle chance que ces matières puissent être absorbées par une terre argileuse : leur état de mouvement continu ne s'y oppose-t-il pas?

campagnes environnantes, apportent souvent dans les rivières, des matières végétales, animales et minérales, dont les unes suspendues, troublent la transparence de l'eau, la rendent bourbeuse et en quelque sorte non potable; tandis que les autres, dissoutes, lui communiquent des propriétés plus ou moins nuisibles.

Henry. — *Manuel d'analyse chimique des eaux minérales.* Pag. 33. (Paris 1825).

Ainsi, indépendamment des causes incessantes qui peuvent altérer l'eau du Rhône, comme les eaux des autres rivières, elle est fréquemment viciée par l'effet de ses débordements, produits tantôt par de grandes pluies subites, tantôt par une fonte précipitée des neiges des Alpes. C'est alors surtout qu'en se mêlant avec celle des bourbiers, des ruisseaux infects, des fosses où rouit le chanvre, des cloaques où pourrissent des cadavres d'animaux, des marais et des marécages, elle se charge d'une quantité très considérable de matières organiques en état de putridité ?

On répondra à cela que toutes ces matières, noyées dans une immense quantité de liquide, y deviennent insensibles à cause de leur atténuation, et qu'il n'en peut pas résulter des inconvénients bien notables pour la santé. — Cela est vrai, mais jusqu'à un certain point ; n'est-il donc pas naturel de penser, comme le croient d'ailleurs beaucoup de médecins, que certaines épidémies dont les causes ne sont pas bien déterminées, n'ont d'autre origine que l'altération des eaux par des matières putrides ?

En admettant même que ces matières organiques putrides, étendues dans la masse du fleuve, y sont tellement atténuées qu'elles ne peuvent exercer d'action dangereuse pour la santé, il faudra toujours reconnaître que *sous le rapport de la quantité et de la nature des matières organiques, l'eau des quatre sources des bords de la Saône, l'emporte de beaucoup en pureté sur l'eau du Rhône, même prise dans le courant de ce fleuve*, excepté peut-être pendant le petit nombre des jours de l'année, où la température de l'air est glacée.

CHAPITRE DOUZIÈME.

Parallèle entre l'eau des quatre sources réunies, et l'eau du Rhône.

Comparaison, sous le rapport de la composition chimique :

VARIATIONS DE COMPOSITION.

La constance dans la composition des eaux potables est d'une importance majeure : sous le rapport hygiénique, un changement brusque dans la quantité du sulfate de chaux, par exemple, peut exercer de l'influence sur certains estomacs, habitués quelque temps à une eau d'une composition différente ; une diminution considérable de la quantité des gaz , c'est-à-dire des principaux agents digestifs, contenus dans une eau, peut aussi produire de fâcheux résultats; on sait quel est l'empire de l'habitude sur nos organes. Cette variabilité mérite surtout d'être considérée, quand il s'agit de la quantité et de la nature des matières organiques, lesquelles, quoique insensibles aux réactions chimiques, peuvent avoir une action très marquée sur la santé.

L'inconvénient de l'inconstance de composition, n'est pas moins grave, sous le point de vue industriel que sous le rapport hygiénique, particulièrement en ce qui touche les travaux de la teinture et de l'impression sur étoffes. Quand la composition d'une eau est la même dans tous les temps, l'industriel qui en fait usage s'habitue à ses effets sur les matières colorantes, et agit en conséquence de ce qu'il sait de leur nature et de ses observations de tous les jours; mais avec des eaux qui changent brusquement de composition, il arrive nécessairement parfois que des opérations sont manquées, malgré tous les soins possibles, par le seul fait d'une réaction différente de celle qui était attendue. Cet inconvénient, je le répète, mérite toute considération.

Or, sous ce rapport, les eaux des quatre sources ont un avantage marqué sur l'eau du

Rhône. Pendant environ une année que je me suis occupé d'étudier ces deux espèces d'eau, j'ai fait, à plus de dix reprises, l'essai comparatif des unes et des autres. Presque toujours les eaux de source m'ont donné, avec les réactifs chimiques, des résultats identiques; s'il m'est arrivé de trouver quelques différences, elles étaient extrêmement faibles, et sans aucune importance relativement à l'usage hygiénique et industriel que l'on en peut faire. Ainsi, j'ai quelquefois observé un nuage, bien peu sensible il est vrai, par l'action du chlorure de baryum dans plusieurs des eaux de source qui, la plupart du temps, ne laissaient apercevoir aucune réaction. Mais ce n'était là, en réalité, que des nuances de nulle valeur, quant à l'emploi de ces eaux, soit pour les besoins domestiques, soit pour les travaux de l'industrie.

Avec l'eau du Rhône, j'ai obtenu de tout autres résultats : tantôt le chlorure de baryum ne donnait lieu à aucune réaction un peu distincte; parfois j'observais un faible nuage, d'autres fois enfin l'action de ce réactif donnait lieu à la formation d'un trouble immédiat et très marqué, et, par suite, au dépôt d'un précipité très visible; la quantité des *sulfates* y est donc très variable. — L'essai par l'ammoniaque liquide ne produisait quelquefois *immédiatement* (1) aucun effet ; dans d'autres circonstances, le même agent chimique déterminait sur-le-champ la précipitation d'un dépôt assez abondant, ce qui annonçait, dans ce dernier cas, une quantité assez forte d'un ou de plusieurs sels de *magnésie*. Ces variations que j'ai observées dans l'eau du Rhône, sans que son volume eût augmenté ou diminué très sensiblement, sont bien plus marquées quand il est subitement enflé par des pluies d'orage : la composition chimique de son eau, éprouve nécessairement alors de brusques et notables modifications, tantôt dans un sens, tantôt dans un autre, suivant la nature du sol sur lequel ces pluies sont tombées ; car, ainsi que je l'ai indiqué dans le chapitre consacré spécialement à l'étude de l'eau du Rhône, la plupart des terrains de la Savoie ne sont pas de même formation que ceux du Bugey et de la Bresse ; ce qui est suffisamment prouvé par la différence de couleur de l'eau du fleuve, qui est jaunâtre après les débordements de l'Ain, et

(1) Voyez ce que j'ai dit de l'essai par l'ammoniaque, chap. II, pag. 26.

grise à la suite des crues de l'Arve (1). —Quant aux matières organiques, j'ai déjà dit que, d'après le simple raisonnement, leur quantité et leur nature devaient différer beaucoup dans les circonstances ordinaires et dans les temps de crues subites.

Mais, indépendamment des essais par les réactifs, je puis apporter, en preuve des variations importantes que l'eau du Rhône subit dans sa composition, la comparaison des analyses faites, l'une par M. Boussingault, dans le mois de juillet 1835, l'autre que j'ai exécutée moi-même au milieu du dernier hiver, et dans le seul but de

(1) On a vu quelquefois, par l'effet simultané d'une violente pluie et d'une grande fonte de neiges, dans les régions voisines du Mont-Blanc, sous l'action d'un vent chaud du midi, l'Arve faire tout-à-coup irruption de sa vallée dans le Rhône, avec un volume énorme, soudainement formé de torrents sans nombre, descendus de tous côtés à la fois, des hautes montagnes; on cite même des cas, où cette rivière s'est jetée en travers du cours du fleuve avec une telle impétuosité, avec une si prodigieuse abondance d'eaux troubles, qu'elle l'a fait refluer jusque dans le lac Léman, c'est-à-dire, à trois quarts de lieue environ de distance, et avec assez de force pour faire tourner à rebours les roues des moulins qui sont à la sortie de Genève.

reconnaître les différences notables de compositions que semblaient indiquer les réactifs, dans ces
deux saisons extrêmes. On verra, en comparant
le nombre et le chiffre du produit de ces analyses, que l'eau du Rhône, à ces deux époques opposées, a offert des différences très remarquables.

Voici un tableau où ces résultats sont présentés d'une manière synoptique :

	ANALYSE FAITE PAR M. BOUSSINGAULT. EN ÉTÉ.		ANALYSE FAITE par M. Dupasquier, EN HIVER.	
PRODUIT gazeux.	Acide carbonique. . .	9 centil. 8	27 centil. 3	
	Oxigène.	9 — 8	10 — 0	
	Azote.	17 — 3	18 — 6	
MATIÈRES fixes.	Carbonate de chaux .	1 gram. 51	2 gram. 260	
	Sulfate de chaux . . .	0 — 10	0 — 293	
	Chlorure de sodium .	Traces.		
	Chlor. de magnésium.	. . . . .	0 — 101	
	Chlorure de calcium .	Traces.		
	Sulfate de magnésie. .	Traces.	0 — 103	
	Sulfate de soude. . . .	Traces.		
	Matières organiques .	Traces.	Traces.	

Ce tableau, comparé à celui des deux analyses de l'eau de l'Arve, faites pareillement,

l'une en été et l'autre en hiver (1), est confirmatif de toutes les observations précédentes, sur l'analogie qui existe entre l'eau du Rhône et celle de cette rivière, presque aussi dépourvue, en été, que la neige dont elle provient, des sels et des gaz formant les éléments utiles de l'eau potable.

Le tableau suivant, où la quantité toujours égale des deux principales substances en solution dans l'eau des quatre sources, se trouve en regard des quantités variables des mêmes substances dans l'eau du fleuve, met encore plus en évidence cette analogie, ainsi que la variabilité de composition de l'eau du Rhône, en faisant voir combien les proportions de carbonate de chaux et d'acide carbonique y deviennent faibles, à mesure qu'on se rapproche de l'époque et des lieux où s'accomplit la fusion des neiges alpines.

NOTA. Les quantités exprimées par les chiffres du tableau suivant, sont celles contenues dans chaque litre d'eau.

(1) Voyez chapitre III, page 53.

	EAU des QUATRE SOURCES. *En tous temps.* ANALYSES de M. Dupasquier, A diverses époques.	EAU du RHÔNE. *En hiver.* ANALYSE de M. Dupasquier, En février.	EAU du RHÔNE. *En été.* ANALYSE de M. Boussingault, En juillet.	EAU du RHÔNE. Au débouché de L'ARVE. ANALYSE de M. Tingry, En août.
Carb. de chaux.	gr. 0 21	gr. 0 15	gr. 0 10	gr. 0 06
Acide carbonique.	cent. 3 70	cent. 1 82	cent. 0 65	cent. 0 00

De tout ce qui précède, il résulte que l'eau des quatre sources ne présente, dans sa composition, que des variations insensibles, tandis que l'eau du Rhône en offre très fréquemment, et de très notables. Or, *la constance de composition* étant, comme je l'ai établi en commençant ce chapitre, une condition importante, relativement à l'hygiène et à l'industrie, sous ce rapport encore, les eaux de source sont préférables à l'eau du Rhône, même quand elle serait parfaitement clarifiée et ramenée à une température convenable.

16

CHAPITRE TREIZIÈME.

Parallèle entre l'eau des quatre sources réunies et l'eau du Rhône.

Comparaison , sous le rapport de

L'USAGE HYGIÉNIQUE.

Les conditions hygiéniques nécessaires à toute eau potable pour être réputée bonne, ayant été d'abord bien établies, et la valeur relative de l'eau des quatre sources et de l'eau du Rhône, touchant leurs caractères physiques et leur composition chimique, étant connue, rien ne sera plus facile que de déterminer laquelle remplit le mieux toutes les conditions exigées.

Une eau, pour être hygiéniquement bonne,

ne doit avoir ni couleur ni odeur; elle ne doit impressionner l'organe du goût que par sa température: l'eau des quatre sources remplit d'une manière parfaite toutes ces conditions; — l'eau du Rhône ne peut acquérir les mêmes caractères, que par une filtration qui pourra altérer sa composition, et dont les résultats sont incertains.

Une bonne eau doit être fraîche en été et tempérée en hiver: ce caractère, le plus important de tous, sous le rapport hygiénique, le plus indispensable, il se trouve au degré le plus satisfaisant possible dans les eaux des quatre sources. — En filtrant l'eau du Rhône, qui est naturellement dans des conditions toutes contraires, on obtiendra, sans doute, par l'emploi de certain mode de filtration, une température plus convenable, soit en été, soit en hiver; mais arrivera-t-on à la permanence de la température de l'eau des quatre sources ? Non-seulement cela est douteux, mais tout prouve qu'il n'est pas possible d'atteindre à un résultat aussi complètement satisfaisant. J'ai établi, d'après des expériences, que l'eau du Rhône pouvait s'élever, durant les chaleurs, jusqu'à 25° centigrades; pour la ramener à la température des quatre sources, il faudrait l'abaisser d'environ 12 °; et c'est ce qu'on ne peut se flatter d'obtenir. On suppose, d'après ce qui a été observé dans d'autres localités, que la filtration au travers du sol pourra donner, en été, un abaissement de 5°; d'après ce que j'ai dit du parcours de l'eau dans les tuyaux, on peut espérer pour le centre de la ville, avec un écoulement abondant et rapide, tout au plus une diminution de 5°; mais j'ai déjà fait observer que les quartiers du nord avaient droit, comme ceux du midi, aux principales qualités potables de l'eau qui doit être distribuée. Dans les temps de forte chaleur, on aurait donc de l'eau à 19 ou 20° au nord de la ville, à 17 au milieu ; et il est reconnu qu'à cette époque, elle commence à paraître fade et un peu tiède à 16°. — Qu'on fasse bien attention que, pour parvenir à ce résultat peu satisfaisant, et obtenir une eau peut-être altérée par la filtration, dans sa nature chimique, *on n'a que des probabilités et aucune certitude*. Or, il ne faut pas perdre de vue, que l'eau est dans les conditions les plus défavorables pour la santé, quand elle n'est pas parfaitement fraîche durant les chaleurs.

Si maintenant je continue cette comparaison, en arrivant à la composition chimique, je trouve:

1° Que l'eau des quatre sources est plus aérée

et doit être plus digestive, puisqu'elle contient autant d'air atmosphérique que l'eau du Rhône, et environ six fois plus d'acide carbonique durant l'été. Sans doute, il pourra se dégager un peu de ce gaz dans le parcours de l'eau pour arriver à Lyon, mais, avec cette perte même, elle en contiendra encore infiniment plus que l'eau du Rhône.

2° Que la proportion des sels calcaires nuisibles, et des autres sels qui peuvent altérer la bonté de l'eau (sulfate de chaux, chlorure de calcium, sulfate de magnésie, chlorure de magnésium), à peu près la même dans les deux espèces d'eaux, est insignifiante dans l'une comme dans l'autre ; et que toutes deux, sous ce rapport, doivent être placées au premier rang des eaux potables : toutes deux, en effet, dissolvent le savon sans le décomposer, et cuisent parfaitement les légumes.

3° Que la quantité de carbonate de chaux, variable dans l'eau du Rhône, est, dans tous les temps, plus considérable dans l'eau des quatre sources ; mais il faut se rappeler que ce sel, dans la proportion où il s'y trouve, loin d'être un élément nuisible, est, au contraire, un principe essentiellement utile ; quand donc il ne s'en déposerait aucune partie dans l'aqueduc de dérivation, l'eau des quatre sources n'en devrait pas moins être considérée, sous ce rapport, de même que sous tous les autres, comme excellente.

4° Que la condition de l'eau des quatre sources, relativement aux matières organiques, est nécessairement préférable à celle de l'eau du Rhône, puisque cette dernière entraîne, dans ses temps de crue, toutes les impuretés, toutes les matières putrides des mares, des fossés et des marécages qui avoisinent le fleuve.

5° Enfin, que l'eau des quatre sources a encore cet avantage hygiénique, d'être, à des nuances près, invariable dans sa composition comme elle l'est dans sa température, tandis que celle de l'eau du Rhône, qui pourrait être d'ailleurs plus ou moins changée par la filtration, varie souvent d'un jour à l'autre, dans le courant de l'année, et change essentiellement de l'hiver à l'été. — Une telle inconstance de composition, ne saurait être indifférente sous le rapport de l'hygiène.

A toutes ces comparaisons, qui sont généralement en faveur des eaux de source, à tous ces avantages qui leur appartiennent, et dont on est assuré de jouir, puisqu'il n'y a pour cela qu'à les prendre telles qu'elles sont, si l'on ajoute, ce qui est de notoriété publique :

Que les cultivateurs et les industriels voisins des sources, forment une population, parmi laquelle on ne remarque ni le goître, ni les scrofules, ni aucun autre vice de l'organisme qui peut être attribué à l'usage de l'eau ;

Que les personnes qui en font habituellement usage, et qui les trouvent excellentes, présentent une constitution vigoureuse et jouissent généralement d'une santé parfaite ;

On comprendra difficilement, comment on pourrait hésiter à les préférer à l'eau du Rhône.

Est-ce donc à dire, pour cela, que l'eau du Rhône soit mauvaise dans toutes les circonstances, et qu'il faille en proscrire l'usage ? assurément on ne peut me supposer une opinion aussi fausse, disons mieux, aussi ridicule. — Si nous n'avions pas les excellentes eaux de source, que la nature nous a données d'une main si libérale, nous devrions nous estimer heureux d'avoir à notre disposition l'eau d'un fleuve comme le Rhône. Mais s'agit-il de choisir entre des eaux de source qui ont naturellement toutes les conditions désirables, sous le rapport de la composition chimique, comme sous celui des qualités physiques, et de l'eau puisée dans le Rhône, qui ne peut acquérir ces dernières, que d'une manière artificielle et avec des résultats douteux sur plusieurs points, je ne puis m'empêcher de dire alors : Tout en regardant l'eau du Rhône comme potable, à la condition d'être ramenée à l'état de limpidité et au degré de température qui sont indispensables, je n'hésiterais pas, pour ce qui me touche, pour mon usage particulier, à lui préférer l'eau des quatre sources des bords de la Saône.

✳

CHAPITRE QUATORZIÈME ET DERNIER.

Parallèle entre l'eau des quatre sources réunies et l'eau du Rhône.

Comparaison, sous le rapport de

L'EMPLOI ÉCONOMIQUE ET INDUSTRIEL.

En terminant le chapitre où j'ai parlé des qualités que doivent avoir les eaux pour être propres aux travaux de l'industrie, j'ai dit :

Une eau, pour être employée avec tous les avantages désirables au blanchîment et à la teinture,

Doit être limpide en tous temps ;

Doit avoir une température et une composition constantes ;

Doit dissoudre parfaitement le savon, s'il s'agit du blanchîment.

Il est aussi utile, s'il n'est pas absolument indispensable, qu'elle contienne une quantité suffisante de sels calcaires pour obtenir des blancs plus parfaits sur soie, pour aviver les couleurs, et économiser les matières colorantes, s'il s'agit spécialement de la teinture.

Elle doit, enfin, avoir été éprouvée par l'usage, ou du moins par des expériences faites avec les principales substances tinctoriales.

Il résulte de ces principes fondés sur l'expérience des praticiens en teinture, que *sous le rapport industriel essentiellement lyonnais, l'eau des quatre sources doit être considérée comme bien supérieure à l'eau du Rhône.*

Une seule exception peut-être pourrait être faite à cette règle ainsi posée, c'est relativement à l'emploi de l'eau pour le décrusage des soies. L'eau du Rhône et surtout l'eau de la Saône, sont préférables, pour cet usage, à l'eau de source; toutefois, cet avantage, qui est très grand, quand on compare l'eau de rivière aux eaux séléniteuses qui caillebottent le savon, n'a qu'une importance à peu près nulle relativement à l'eau des quatre sources, qui dissout parfaitement ce composé, sans formation de grumeaux. On peut donc la faire servir au décrusage, et en obtenir d'aussi bons résultats qu'en employant l'eau de rivière. De l'avis général des teinturiers, le seul inconvénient qu'on trouverait à l'employer, c'est qu'elle nécessiterait peut-être vingt-une ou vingt-deux parties de savon au lieu de vingt pour le décrusage de cent parties de soie. Mais les grands avantages que, selon leur expérience, elle présente sous tous les autres rapports, leur font considérer cette faible différence comme tout-à-fait insignifiante.

Ainsi,

La limpidité, qui est si importante pour obtenir de beaux blancs et des couleurs fraîches, est *parfaite* et *constante* dans l'eau des quatre sources; — dans l'eau du Rhône, même filtrée, cette limpidité ne saurait être ni si parfaite, ni aussi constante;

Ainsi, la permanence de la température des eaux de source est très importante pour les travaux des ateliers de teinture et d'impression sur étoffes; l'eau du Rhône, tiède dans les temps chauds et presque glacée dans les temps froids, peut nuire à certaines opérations de cette dernière branche d'industrie, et d'ailleurs amener, quel-

quelquefois par sa congélation, en hiver, des suspensions de travaux extrêmement préjudiciables ;

Ainsi, l'eau du Rhône a le grave inconvénient de varier très fréquemment dans sa composition chimique ; — les variations observées dans les eaux de Roye, de Ronzier, de Fontaine et de Neuville, sont à peu près nulles et tout-à-fait insignifiantes relativement à l'emploi tinctorial de ces eaux ;

Ainsi, enfin, l'expérience des teinturiers a prononcé, que l'action chimique de l'eau de source à principes calcaires, est extrêmement favorable à la teinture des soies, en donnant au blanc tout à la fois de la fraîcheur et de la solidité, aux couleurs, en général, de l'intensité et de l'éclat ; avantages que ces industriels ne peuvent obtenir au même degré, en n'employant, dans leurs opérations, que de l'eau du Rhône.

Au reste, la supériorité réelle des eaux de source sur l'eau du Rhône, pour l'emploi tinctorial, est un fait que je puis établir par des preuves authentiques et irrécusables.

Voici d'abord une lettre adressée, par le corps des teinturiers de Lyon, à M. le préfet du Rhône, au mois de juillet 1838.

« Monsieur le Préfet,

« Nous soussignés, chefs d'établissements de teinture
« en soie à Lyon et aux Brotteaux, nous venons vous
« présenter des observations importantes pour notre
« industrie, que vous accueillerez favorablement, nous
« l'espérons, comme vous avez toujours bien accueilli
« toutes les démarches de notre part faites dans un
« but utile.

« Il s'agit des eaux qui doivent être dérivées de
« Roye ou extraites du Rhône, pour être livrées aux
« besoins des diverses industries: comme il n'y en a
« pas qui y soit plus intéressée que la nôtre, nous de-
« vons vous faire connaître celle de ces eaux, dont la
« qualité mérite notre préférence.

« L'eau douce des rivières, notamment celle de la
« Saône, convient à de certaines préparations; mais
« pour la teinture de toutes les couleurs en général,
« et surtout des couleurs claires, comme le rose, le
« blanc, le bleu-céleste, etc., ce qui convient, c'est
« une eau vive et limpide.

« Les eaux dont nous nous servons actuellement ont
« le grand inconvénient d'être sujettes à des variations,
« auxquelles on ne pourra jamais remédier, qui altè-
« rent leur pureté et qui changent leur composition.
« A chaque crue de l'une ou de l'autre rivière, nos
« eaux ne sont plus les mêmes; il faut étudier leurs
« modifications d'instant en instant, et malgré tous les
« soins possibles, il y a certaines couleurs qui ne peu-

« vent pas se faire comme il faut, pendant huit ou dix
« jours : préjudice notable pour la fabrique lyonnaise,
« qui a quelquefois si peu de temps, pour exécuter ses
« commandes.

« Ce qui importerait à l'industrie de la teinture en
« soie, pour rendre ses opérations promptes et sûres,
« ce serait d'avoir à sa disposition des eaux vives, qui,
« comme celles de Roye, sont recueillies à leur
« source, dont, par conséquent, la nature est toujours
« la même, et dont la limpidité est tout à la fois par-
« faite et invariable.

« Nous pensons, Monsieur le Préfet, qu'il sera pos-
« sible de concilier la distribution de l'eau de Roye
« avec celle du Rhône, qui peut convenir à certains
« usages. Mais s'il fallait absolument adopter l'une des
« deux, à l'exclusion de l'autre, (ce qui ne nous pa-
« raît ni nécessaire, ni même convenable), nous n'hé-
« siterions pas à demander l'eau de Roye, dont l'intro-
« duction dans nos ateliers serait un avantage précieux,
« qui, réuni aux éléments que nous possédons déjà,
« nous fournirait de nouveaux moyens de soutenir la
« fabrique de notre ville, contre celles de l'étranger.

« Vous voudrez bien vous rappeler, Monsieur le
« Préfet, que la valeur des soies qui passent entre nos
« mains, chaque année, ne s'élève pas à moins de
« *quatre-vingts millions de francs*, et qu'il ne serait
« pas indifférent, qu'en opérant sur une pareille valeur,
« nous eussions quelque possibilité de rendre notre
« travail plus sûr et nos produits plus beaux.

« Nous osons espérer que dans les décisions admi-
« nistratives que vous aurez à prendre, vous aurez

« égard aux observations que nous avons l'honneur de
« vous soumettre; et nous vous prions humblement,
« Monsieur le Préfet, d'agréer l'hommage sincère de
« nos respects. » *Signé :*

MM. Cadiez et Frécon.
Renard jeune.
Vindry frères.
Fargès.
Conte.
Cochard.
J.-B. Chalvet.
Gabert jeune.
Perrel.
Larrivé.
Pons.
Gonin.
Richarme.
Monfrey.
Bouverat.
Brunier (J.-M.)
Morel et Mouchon.
Mareschal.
A. Manissier.
Perret.
M. Coron.
Janin.
F. Ecuyer.
Ravn.
Renard aîné.
Charvet.
Pignard (Camille).
A. Arnaud.
Imbert.
Vergoin père et fils.
J. Guyon.
Villet.
Rocheblave.
Gaudard.
J.-B. Charpy.

MM. Louvier.
Guinon et Chabaud.
Fournier et Gillet.
Morel et comp.
Giraud.
Burel.
Sautemouche.
Foison.
Grimaud.
Georges Hagemburg.
D. Planu.
Nouveau.
Garon aîné.
Phil. Rey.
Charrière.
Mas.
Seon.
Faure et Lapouraille.
J. Crépu.
Pierson.
Guillard.
Gauthier frères.
Perrachon.
Edouard Moras.
Valette.
Pichot.
Bicais.
Collon-Fillon.
Berger.
Fonteret.
Aug. Gueydan.
S. Foison.
Charrière.
Cote.

Lyon, le 20 juillet 1838.

L'expérience des indienneurs confirme complètement les observations pratiques faites par les teinturiers lyonnais. Deux grands établissements d'indiennerie et d'impression sur soie ont été fondés près des sources dont la dérivation est projetée, l'un dans le clos de Roye, l'autre près de la source de Lavosne, à Neuville. Les propriétaires de ces deux établissements attachent un grand prix aux eaux dont ils font usage, comme le prouvent des lettres en réponse aux demandes que je leur avais adressées à ce sujet. Voici ce que contenaient ces lettres, touchant les avantages des eaux de source pour les travaux de l'impression des couleurs sur l'étoffe, c'est-à-dire de la teinture par application.

1° *Lettre de MM. Rivière, imprimeurs sur étoffes, à Neuville, écrite à la date du 22 juillet 1839.*

« Monsieur,

« Pour satisfaire au désir que nous manifeste votre
« lettre du 20 courant, nous nous empressons de vous
« donner les quelques remarques que nous avons pu

« faire, quant à l'avantage que nous croyons pouvoir
« assurer que les eaux de source ont sur celles du
« Rhône, que nous avons également employées étant
« à Lyon, soit pour teinture, soit pour impression.

« Alors, nous avions pu reconnaître que les eaux de
« la Saône étaient préférables à celles du Rhône, pour
« le décrusage des soies, comme pour certaines décoc-
« tions tinctoriales : pour le décrusage, le savon for-
« mant une dissolution plus parfaite ; et, pour les dé-
« coctions, nous remarquions moins d'altération pour
« les principes colorants ; cependant, et, pour la ma-
« jeure partie de nos manutentions, les eaux du
« Rhône nous étaient préférables. D'après ces remar-
« ques, nous avions dû craindre en arrivant à Neuville,
« que des eaux prises à leur source, et, par conséquent,
« beaucoup plus vives même que celles du Rhône, ne
« nous contrariassent beaucoup pour le décrusage, et
« surtout pour les décoctions, desquelles nous vous par-
« lons plus haut ; mais, nous n'avons pas été peu satis-
« faits, quand, après diverses opérations, nos craintes
« ont été entièrement anéanties, et que pour toutes
« ces opérations, nous avons obtenu des résultats que
« nous n'aurions jamais pu espérer à Lyon. Alors, et
« sans mettre la science en pratique, seulement avec
« un peu de réflexion, nous avons dû voir clairement,
« que les améliorations de tout genre dont nous pou-
« vions juger, provenaient en partie de la limpidité
« des eaux que nous avions, et que raisonnablement,
« on ne peut espérer pour celles du Rhône, comme
« pour celles de la Saône.

« Nous avons également pu remarquer, que nos colo-

« rants étaient non-seulement *plus beaux*, mais qu'en
« même temps, *ils produisaient davantage.* On peut
« comprendre facilement que les impuretés, que doi-
« vent nécessairement contenir les eaux du Rhône,
« comme celles de la Saône, ne peuvent qu'altérer et
« la fraîcheur des nuances et les principes colorants.
« Un fait qui sera la conclusion de toutes les remar-
« ques que nous avons pu faire, c'est que nos blancs
« se conservent infiniment mieux ici qu'à Lyon. Par
« exemple, on pourrait prendre deux châles soie ou
« laine: l'un de ces châles nous le mouillerions et le
« laisserions dans le courant de Lavosne, à Neuville,
« pendant une heure; au bout de ce temps, le blanc
« serait moins altéré que celui du même châle que l'on
« exposerait de la même manière, dans le Rhône, ou
« dans la Saône, seulement pendant un quart d'heure.
« Nous désirons, Monsieur, que ces quelques dé-
« tails remplissent le but de votre lettre, pour les ren-
« seignements que vous nous demandez.
« Nous avons l'honneur, etc.

« *Signé* RIVIÈRE Frères. »

2° *Lettre de M. Achille Mellier, de l'indiennerie de Roye, près Lyon*, 5 août 1839.

« MONSIEUR,

« L'eau de Roye, considérée sous le rapport de la
« teinture par application, a des propriétés incontes-
« tables. *Le carbonate de chaux qu'elle contient comme*

« *la plupart des eaux de source, contribue dans beau-*
« *coup de cas à relever l'éclat des couleurs.* Ainsi que les
« teinturiers en soie de Lyon l'éprouvent, nos roses ,
« nos bleus, nos blancs gagnent beaucoup à être lavés
« par ces eaux ; leur limpidité et leur fraîcheur, qui
« se viennent mutuellement en aide , sont des qua-
« lités essentielles pour notre branche d'industrie.

« Dans la plupart des composés des couleurs d'ap-
« plication, les acides étant les principaux agents
« dissolvants, et ces acides servant de mordants aux
« décoctions tinctoriales, nous éprouvons que le lavage
« de nos étoffes opéré dans les eaux de Roye, en été,
« à une température fraîche, contribue à maintenir
« l'effet des acides et empêche ce qui a lieu dans les
« eaux tièdes des rivières, de laisser activer les acides
« et, par conséquent, de porter au jaune, la plupart
« des bois rouges, ainsi que la cochenille , qui en-
« trent dans le composé des couleurs. En hiver , une
« propriété remarquable et contraire se manifeste :
« quand la température atmosphérique est à 5 ou 10°
« au dessous de 0, par exemple, les eaux de Roye
« étant à 8 ou 10° au dessus, dans le lavoir, et les
« acides étant en quelque sorte paralysés par l'effet du
« froid extérieur, cette température de l'eau semble
« faciliter leur effet et contribuer à la fixation régulière
« de la couleur sur l'étoffe. Au contraire , l'eau de ri-
« vière, avec sa température froide, rapprochée de 0,
« ne facilitant pas l'effet mordant que porte l'acide, ce-
« lui-ci devient inactif et tombe dans les lavages ; c'est
« lorsque cela a lieu, que la nuance se trouve jaspée
« et irrégulière.

« Dans le cas où l'eau serait trop vive, c'est-à-dire
« qu'en vertu du principe calcaire qu'elle contient,
« elle agirait contradictoirement aux acides dans les
« résultats des teintes à obtenir de chaque colorant,
« j'ai éprouvé qu'en ajoutant une partie plus considé-
« rable de sels acides, je saturais tout son effet, et
« que loin d'éprouver de fâcheux résultats de cette
« lutte, *les couleurs n'en acquéraient que plus d'é-*
« *clat et de solidité.*

« Dans l'opération du garançage, où, d'ordinaire, on
« fait une addition de craie, je la supprime entière-
« ment, et l'acide qui se rencontre dans la garance
« se trouve assez saturé dans nos eaux, et ne nuit pas
« à l'excès de mordant d'alumine qui se détache de
« l'étoffe : *nos bois jaunes, quercitron, etc., éprou-*
« *vent aussi une légère teinte orangée qui ne fait*
« *que rehausser leur éclat*, en augmentant leur in-
« *tensité* (1).

« Agréez, Monsieur, etc.

« *Signé :* Ach. MELLIER. »

Les trois pièces qu'on vient de lire, et qui
font connaître les résultats purement pratiques
de l'expérience journalière de MM. les teintu-

---

(1) On remarquera dans la suite de ce chapitre, la concor-
dance des observations saillantes contenues dans cette lettre
avec celles des teinturiers en soie.

riers et indienneurs, relativement à l'action des eaux de source et de l'eau du Rhône, dans leur emploi tinctorial, suffisent pour donner la certitude,

1° Qu'avec les eaux de source on obtient des blancs plus parfaits, et des couleurs plus vives et plus fraîches qu'avec les eaux du Rhône ;

2° Que les eaux de source, avivent les couleurs, et donnent lieu à une économie notable dans l'emploi des matières tinctoriales, en développant l'intensité du principe colorant ;

3° Que la constance de température des eaux de source est très favorable aux travaux de la teinture et à ceux de l'impression sur étoffes, industries qui éprouveraient des inconvénients notables de l'emploi d'une eau glacée en hiver et tiède durant les chaleurs.

Indépendamment des demandes par écrit que j'avais adressées à quelques-uns de MM. les indienneurs et teinturiers, j'en ai interrogé directement plusieurs autres. J'ai su, par exemple, que, dans les fortes chaleurs de l'été et dans les grands froids de l'hiver, des imprimeurs des Brotteaux, ayant à faire des couleurs délicates sur des tissus de prix, portaient quelquefois leurs étoffes à la source de la Mouche, sur le territoire de Saint-Genis, près de Pierre-Bénite, à la distance d'environ sept mille mètres, pour les laver dans les eaux de cette source, dont la température naturelle est constante. J'ai appris, de plus, un autre fait relatif à l'impression : une partie des eaux de source du côté oriental de la Croix-Rousse, qui se rendaient autrefois au réservoir des Colinettes, pour aller ensuite alimenter quelques fontaines du quartier des Capucins, ainsi que celles de l'Hôtel-de-Ville, a été louée à un imprimeur sur étoffes, logé vers la barrière Saint-Clair, tout près du fleuve, par les entrepreneurs de la fourniture d'eau du Rhône, qui remplacent avec cette dernière, dans le réservoir, l'eau de source qui n'y vient plus.

Tous les renseignements obtenus concordent avec les opinions exprimées dans les pièces qu'on vient de lire; seulement plusieurs autres avantages des eaux de source ne s'y trouvent pas signalés.

Ainsi, je tiens d'un des teinturiers de Lyon qui raisonnent le mieux leurs opérations (1) :

1° Que les eaux de source sont préférables à l'eau de rivière pour les blancs et pour les cou-

______

(1) M. Renard jeune, élève de l'établissement royal des Gobelins, où il a travaillé pendant plusieurs années.

leurs, *même quand elles sont assez chargées de sels calcaires pour ne pas dissoudre le savon, sans le décomposer en partie.*

2° Qu'en se servant d'eau de source , après le blanchiment par le souffre , les couleurs prennent mieux sur la soie qu'après un lavage à l'eau du Rhône , par cette raison que le carbonate de chaux de l'eau sature l'acide sulfureux , dont la soie se trouvait imprégnée. Dans ce cas , on n'a pas besoin, comme en se servant d'eau de rivière, de laver la soie dans un bain de muriate de baryte (chlorure de baryum), avant de la plonger dans le bain colorant.

Ainsi donc, la pratique démontre, qu'il y a des avantages très importants à employer dans la teinture , et particulièrement dans la teinture des soies , l'eau de source préférablement à l'eau de rivière (1).

(1) Le fait suivant, relatif à l'influence utile des sels calcaires dans les eaux employées à la teinture de la soie, confirme, de la manière la plus frappante, ce qui vient d'être dit à cet égard : je le tiens de messieurs les teinturiers, qui ont fait avec moi les expériences rapportées plus loin, et dont plusieurs ont travaillé dans des ateliers de la ville de St-Étienne, avant d'être chefs d'établissement à Lyon.

L'eau du Furens , rivière de St-Étienne , eau presque

Mais on a dû remarquer que l'action chimique de ces eaux n'était pas assez explicitement indiquée et développée dans les opinions émises par MM. les teinturiers et indienneurs consultés à ce sujet. Tout en reconnaissant, en effet, la supériorité des eaux de source sur l'eau du Rhône, pour la teinture en blanc et en couleur, MM. les praticiens m'ont paru, en général, ne pas se rendre compte d'une manière assez précise des causes de cette supériorité. Moi-même,

pure, où les réactifs n'indiquent même pas de sels calcaires, développe à peine le principe colorant contenu dans le bois de Fustet et dans le bois de Brésil, deux des substances tinctoriales dont l'emploi est le plus grand; cette même eau ne peut, non plus que l'eau de la Loire, servir avec succès à la préparation des diverses nuances de blanc, préparation la plus importante et la plus usitée dans la fabrication des étoffes et des rubans de soie; aussi, malgré l'habileté incontestable des nombreux teinturiers établis à St-Étienne, ou aux environs de cette ville; malgré l'inconvénient d'un double trajet de quinze lieues pour une matière d'une grande valeur; presque toutes les soies destinées à être tissées en blanc sont envoyées de St-Étienne à Lyon, pour être teintes dans des ateliers pourvus d'eaux de source à principes calcaires, et investis par là même d'une sorte de monopole.

Quant à la pureté chimique de l'eau du Furens, c'est

je dois le dire, j'ai cru d'abord qu'elle ne tenait qu'à la limpidité parfaite de l'eau de source; et j'avais aussi la pensée que l'action du carbonate de chaux pouvait, en fonçant les couleurs, altérer quelque peu leur vivacité. Cependant les conversations que j'eus ensuite avec plusieurs teinturiers, bien que je n'en obtinsse pas des explications assez nettes, relativement aux réactions de ces eaux, ne purent me laisser de doute, que l'action purement chimique de

un fait qui résulte non-seulement des renseignements fournis par des savants de St-Étienne; mais encore d'une analyse qualitative que j'ai faite moi-même, et dont voici les résultats:

1° Essai par le *chlorure de baryum*. — On n'aperçoit dans l'eau aucun phénomène de réaction; elle reste parfaitement limpide.

2° Essai par l'*azotate d'argent* avec addition d'*acide azotique*. — Opalinité très peu sensible.

3° Essai par l'*oxalate d'ammoniaque*.—POINT DE RÉACTION SENSIBLE; L'EAU RESTE PARFAITEMENT CLAIRE ET LIMPIDE.

4° *Ammoniaque liquide*. — Pas de réaction apparente.

5° *Phosphate basique d'ammoniaque*. — Très léger nuage qu'on n'aperçoit que par une observation bien attentive.

6° *Savon*. — Solution parfaite, très faible opalinité.

l'eau de source, ne fût favorable à l'intensité et à l'éclat des principes colorants.

Ce défaut d'indications chimiques précises dans les résultats de la pratique, m'a décidé à faire moi-même des expériences comparatives, pour déterminer les réactions opérées sur les principales matières colorantes, par l'eau de source et par l'eau du Rhône.

Pour que ces expériences eussent plus de valeur, j'ai pensé qu'il fallait les faire en présence et avec le concours d'un certain nombre de teinturiers, pris parmi ceux qui tiennent le premier rang dans leur profession ; et il m'a paru naturel de m'adresser à ceux qui avaient été les représentants de leurs confrères, auprès de M. le préfet du Rhône, lorsque le corps de la teinture en soie fit auprès de ce magistrat, la démarche dont j'ai parlé. — Le procès-verbal suivant en fait connaître les résultats, qui concordent parfaitement avec ceux fournis par la pratique journalière de MM. les teinturiers.

PROCÈS-VERBAL

DES

ESSAIS COMPARATIFS DE TEINTURE,

AVEC L'EAU DU RHÔNE ET AVEC L'EAU DES SOURCES,
DE ROYE ET DE NEUVILLE,

*Faits à Lyon, le 26 août 1839, dans le laboratoire particulier de
M. Alph. Dupasquier, professeur, à l'école La Martinière, de
chimie appliquée aux arts et spécialement à la teinture.*

« Le 26 août 1839, à dix heures du matin, les
« soussignés :

MM. Renard jeune, demeurant rue de la Vieille.
   Farges, à la Boucle, quartier Saint-Clair.
   Bouverat, quai de la Feuillée.
   Larrivé, cour des Augustins.
   Conte, rue Commarmot, quartier Basse-Ville.
   Pons, quai des Augustins.
   Cadiez, quai Saint-Vincent.

« Tous teinturiers en soie à Lyon, ensuite de
« l'invitation qui leur avait été adressée par
« M. le professeur Alph. Dupasquier, se sont réunis

« dans son laboratoire particulier, situé montée
« des Carmélites, n° 11, à l'effet de procéder à
« des expériences comparatives, pour déterminer
« l'action sur les principales matières colorantes,
« de l'eau du Rhône, et des eaux de source des
« bords de la Saône, qu'on se propose de dériver
« pour les conduire à Lyon.

« Tout était préparé pour les expériences qui
« allaient être faites : l'eau du Rhône, puisée dans
« le courant de ce fleuve, et enfermée dans des
« bouteilles de la capacité de quinze litres, avait
« été purifiée par le repos ; l'eau de source conte-
« nue également dans des bouteilles de quinze li-
« tres, résultait d'un mélange de 3/8e d'eau de
« Roye et de 5/8e d'eau de Neuville, c'est-à-dire,
« qu'elle représentait l'eau qui résultera du mé-
« lange des différentes sources.

« Toutes les expériences ont été faites par
« M. le professeur Dupasquier, et avec le concours
« de M. Renard et des autres teinturiers présents.

« Pour chaque expérience comparative, on pre-
« nait une égale quantité d'eau de source et d'eau
« du Rhône ; on employait autant de matière colo-
« rante pour l'une que pour l'autre, et on agissait,
« sous le rapport du temps et de la température,
« dans des conditions absolument égales ; quand
« on faisait un essai de teinture, on prenait autant
« de soie pour une expérience avec l'eau du Rhône,

« que pour celle correspondante avec l'eau des
« sources.

« Toutes ces expériences ont été faites dans
« l'ordre et avec les résultats suivants :

« M. le professeur Dupasquier a d'abord engagé,
« MM. les teinturiers présents, à essayer compara-
« tivement l'eau de source et l'eau du Rhône avec
« le savon ; cette proposition ayant été adoptée, on
« a fait les expériences dont suit le détail :

« 1° On a fait fondre quatre-vingt grammes de
« savon blanc dans quatre litres d'eau du Rhône,
« en portant peu à peu celle-ci jusqu'à l'ébullition.
« Le liquide a pris d'abord une teinte opaline pro-
« noncée. Le savon fondu complétement, la liqueur
« était transparente, un peu jaunâtre, et ne présen-
« tait aucun dépôt ;

« 2° La même opération a été faite avec quatre-
« vingt grammes de savon et quatre litres d'eau de
« source. — Le liquide d'abord un peu laiteux, est
« devenu, comme dans l'expérience précédente,
« transparent et un peu jaunâtre. On n'y remar-
« quait également aucun dépôt.

« 3° Un centilitre de la solution n° 1 a été
« étendu dans un litre d'eau du Rhône. Celle-ci,
« a pris une faible teinte opaline, il n'y a eu au-

« cune apparence de décomposition ; la liqueur est
« restée parfaitement claire ;

« 4° La même expérience, faite avec des quan-
« tités de savon et d'eau de source égales aux pré-
« cédentes, a donné les mêmes résultats ; seule-
« ment, la liqueur était non-seulement opaline ;
« mais un peu lactescente. Aucun dépôt ne s'est
« formé ; il a été impossible d'y apercevoir aucune
« apparence de grumeaux.

« 5° Un décilitre de la solution n° 1 a été
« étendu dans un litre d'eau du Rhône, froide. La
« même expérience a été faite avec un litre d'eau
« de source également froide. Dans les deux cas, la
« solution de savon s'est étendue sans qu'il en résultât
« aucune décomposition. Les deux liqueurs avaient
« la même apparence. On n'a observé d'autres diffé-
« rences, sinon que la solution avec l'eau du Rhône,
« était un peu plus mousseuse, après avoir été agitée,
« et qu'elle paraissait un peu plus douce au toucher.
« La même expérience ayant été faite ensuite avec
« des eaux préalablement soumises à l'ébullition,
« cette différence ne s'est plus fait remarquer.

« De ces expériences avec le savon, tous les
« assistants, à l'unanimité, ont tiré cette conclusion :

« Que la dissolution, avec l'eau du Rhône, était
« parfaite ;

« Que celle avec l'eau de source était parfaite
« aussi, et que cette eau pouvait également servir
« au décrusage des soies; mais qu'elle demanderait
« probablement sur cent parties de soie une ou
« deux parties de savon de plus que celle néces-
« saire avec l'eau du Rhône, pour arriver au même
« résultat.

« Tous les assistants ont déclaré, d'ailleurs, que
« cette différence était insignifiante pour la pra-
« tique , et qu'ils reconnaissaient que l'eau des
« sources de Roye et de Neuville était parfaitement
« propre au décrusage (1).

(1) Le Rhône était, au moment de ces expériences (26 août),
à l'une des époques de l'année, où son eau contient le moins
de sels calcaires, notamment de sulfate de chaux; où, par
conséquent, elle dissout le plus facilement le savon. Alors, au
dire des praticiens, il faut, en l'employant, 20 à 21 parties
de savon, sur 100 parties de soie, pour l'opération du décrusage; dans les circonstances contraires, on en emploie jusqu'à
23 parties : nouvelle preuve des variations de composition que
présente l'eau de ce fleuve.

Voici, d'après des renseignements fournis par plusieurs teinturiers, les quantités de savon qui sont généralement consommées
à Lyon, pour le décrusage des soies, selon les diverses espèces
d'eau :

Avec l'eau de la Saône, prise dans son lit, — ordinairement 18 parties de savon pour 100 parties de soie :

« L'action des deux eaux sur le savon ayant été
« bien déterminée, on a procédé successivement
« aux opérations suivantes :

Report. . . . . . . Avec l'eau de la Saône.   18 pour 100
Avec l'eau du Rhône, prise dans son lit, —
quelquefois.   20   »
— D'autres fois davantage, — et jusqu'à . .   25   »
Avec l'eau extraite du sol par les pompes, sur
la rive droite du Rhône, à la Basseville, au
Bon-Rencontre, etc. . . . .   22 à 25 »
Aux Brotteaux, dont le sol est composé, en
partie, de remblais, et dont les eaux sont plus
ou moins dures, comme l'ont indiqué de nombreux essais mentionnés dans le cours de ce Mémoire, la quantité varie, sauf quelques excep-
tions, entre . . . .   2¼ et 30 »
Enfin, dans certains quartiers de la ville, que
je me dispenserai de désigner, pour ne pas nuire
aux établissements qui y existent, on ne peut
décruser la soie, à moins de   35   »

De là résulte une augmentation notable de dépense, en même
temps que l'opération est moins parfaite. — Pour remédier à
ces inconvénients, quelques teinturiers ajoutent préalablement
du carbonate de soude à l'eau de leurs pompes, ou bien en-
voient puiser de l'eau dans la Saône, pour la faire servir à cet
usage spécial.

Il n'y a donc dans Lyon et ses faubourgs, aucune règle fixe
pour cette opération : la quantité de savon nécessaire pour décruser complétement 100 kilogrammes de soie, avec l'eau extraite
du sol, diffère de quartier à quartier, et souvent même d'une
maison à l'autre ; elle varie, comme on vient de le voir, entre
deux termes très éloignés, c'est-à-dire, depuis 20 ou 22 kilo-
grammes jusqu'à 35 et au delà.

1° BOIS DE BRÉSIL.

Décoction de cinquante grammes bois de Brésil haché,
*dans cinq litres d'*EAU DU RHÔNE.

RÉSULTAT OBTENU :

Décoctum d'un rouge moins foncé, moins intense qu'avec l'eau de source ; ce qu'on reconnaissait en examinant le liquide en masse, en en faisant couler sur une assiette, et en y plongeant une bande de papier blanc.

La teinture d'un écheveau, ou flotte de soie, préalablement aluné, a donné à cette matière, une couleur qui était moins intense, et avait moins d'éclat et de fraîcheur, qu'avec la décoction dans l'eau de source.

Même décoction dans une quantité égale
*d'*EAU DE SOURCE.

RÉSULTAT OBTENU :

Décoctum d'un rouge plus foncé, plus intense qu'avec l'eau du Rhône. — Pour s'en assurer, on a employé les mêmes moyens qu'avec le décoctum provenant de l'eau du Rhône.

La teinture d'un écheveau de soie, préalablement aluné, a donné à la soie une couleur plus intense, et qui avait plus d'éclat et de fraîcheur, que celle obtenue par la décoction dans l'eau du Rhône.

18

2° BOIS D'INDE.

Décoction de cinquante grammes bois d'Inde haché,
dans cinq litres d'EAU DU RHÔNE.

RÉSULTAT OBTENU :

Décoctum d'un rouge assez foncé, tirant faiblement
sur le violet.

Après addition d'une quantité de solution chlor-
hydro-nitrique d'étain, égale à celle employée pour
l'expérience avec l'eau de source, le décoctum passe
au violet foncé, mais dont la nuance est beaucoup
moins riche, que celle obtenue avec l'eau de source.

Même décoction dans une quantité égale
d'EAU DE SOURCE.

RÉSULTAT OBTENU :

Décoctum évidemment plus chargé en couleur, et
d'un violet foncé. La surface du liquide est brillante,
et d'une apparence irisée, un peu métallique, ce qui
ne se remarque pas dans l'eau du Rhône.

Après addition d'une quantité de solution chlor-
hydro-nitrique d'étain, égale à celle employée pour
l'expérience avec l'eau du Rhône, le décoctum passe
au violet foncé, mais d'une nuance beaucoup plus
riche et plus brillante, qu'avec celui provenant de
l'eau du Rhône.

Nota. Dans les expériences précédentes , les différences de couleur étaient facilement distinguées, en examinant le liquide en masse. — La supériorité de nuance du décoctum de l'eau de source était très marquée , en comparant deux bandes de papier, plongées aussi longtemps l'une que l'autre , dans chaqu e liquide colorant.

3° QUERCITRON.

*Décoction de cinquante grammes de ce bois effilé ,
dans cinq litres d'*EAU DU RHÔNE.

RÉSULTAT OBTENU :

Décoctum d'un jaune brunâtre, moins foncé qu'avec l'eau de source.

Un écheveau de soie mordancée, y a pris une couleur jaune avec nuance de brun-verdâtre, évidemment moins foncée que dans le décoctum avec l'eau de source.

*Même décoction dans une quantité égale
d'*EAU DE SOURCE.

RÉSULTAT OBTENU :

Décoctum d'un jaune brunâtre , plus foncé qu'avec l'eau du Rhône.

Un écheveau de soie mordancée y a pris une couleur jaune , avec nuance de brun-verdâtre. La couleur était évidemment plus riche et plus foncée , que celle obtenue du décoctum dans l'eau du Rhône.

4° GAUDE.

Pour éviter toute erreur, dans les expériences avec la gaude, on n'a employé que les sommités de cette plante, dont on a soigneusement brisé les capsules, par une légère trituration, et dont les graines ont ensuite été séparées.

*Décoction de vingt-cinq grammes gaude concassée, dans cinq litres d'*EAU DU RHÔNE.

RÉSULTAT OBTENU:

Décoctum jaune, avec teinte un peu verdâtre.

Un écheveau de soie, préalablement mordancée, y a pris une couleur d'un jaune doré, à peu près semblable à celle obtenue du décoctum dans l'eau de source.

*Même décoction dans une quantité égale d'*EAU DE SOURCE.

RÉSULTAT OBTENU:

Décoctum jaune, légèrement plus foncé qu'avec l'eau du Rhône.

Un écheveau de soie, préalablement mordancée, y a pris une couleur jaune doré, à peu près semblable à celle obtenue du décoctum dans l'eau du Rhône; il n'y avait pas de différence réellement sensible à l'œil, dans la nuance des deux écheveaux.

5° INDIGO.

Pour l'expérience comparative qui suit, on a employé une solution d'indigo préparée avec le bleu de composition, et séparée de la laine par le procédé ordinaire des teinturiers. — La soie employée avait été passée, après le blanchiment, dans un bain aiguisé d'acide sulfurique.

*Une mesure de cette solution a été étendue dans suffisante quantité d'*EAU DU RHÔNE, *pour obtenir une nuance azurée très claire.*

RÉSULTAT OBTENU :

La nuance du liquide, à part la limpidité, était semblable à celle obtenue avec l'eau de source.

Un écheveau de soie plongé pendant un temps égal, pour les deux expériences, a pris une nuance azurée, un peu moins vive et un peu moins fraîche qu'avec l'eau de source.

Même mesure de cette solution dans une égale quantité d'EAU DE SOURCE.

RÉSULTAT OBTENU :

La nuance du liquide est semblable à celle obtenue avec l'eau du Rhône, mais sa limpidité est plus parfaite.

L'écheveau de soie, plongé pendant un temps égal à celui employé pour l'expérience précédente, a pris une nuance azurée, plus vive et un peu plus fraîche qu'avec l'eau du Rhône.

6° COCHENILLE.

Pour les expériences suivantes, on a fait usage d'une teinture ammoniacale de cochenille saturée par le jus de citron.—La soie employée avait été passée, après le blanchiment, dans un bain aiguisé d'acide sulfurique.

Une mesure de cette teinture de cochenille, a été étendue dans suffisante quantité d'EAU DU RHÔNE, pour obtenir un rose tendre.

RÉSULTAT OBTENU:

Le liquide était semblable à celui obtenu avec l'eau de source, mais moins limpide.

Un écheveau de soie, plongé pendant un temps égal pour les deux expériences, a pris une couleur rose tendre, un peu moins fraîche qu'avec l'eau de source.

Même mesure de cette teinture de cochenille, dans une égale quantité d'EAU DE SOURCE.

RÉSULTAT OBTENU :

Le liquide était semblable au précédent, mais plus limpide.

Un écheveau de soie, plongé pendant le même temps employé pour l'expérience précédente, y a pris une couleur rose tendre, un peu plus fraîche qu'avec l'eau du Rhône.

« Les expériences sur les matières colorantes
« étant terminées, MM. les teinturiers présents
« ont reconnu, qu'elles avaient été faites dans des
« conditions absolument égales, sous tous les rap-
« ports, c'est-à-dire relativement à la quantité
« et à la nature des matières, à la quantité d'eau,
« à la nature des vases, à la température, à la
« durée de l'ébullition, à la quantité et au mor-
« dançage des soies, etc.

« Tous les témoins ont déclaré ensuite, que les
« différences observées dans les expériences com-
« paratives qui viennent d'être détaillées, étaient
« identiques à celles qu'on remarquait dans les opé-
« rations en grand; que seulement, quand on agis-
« sait sur des quantités considérables, ces différences
« étaient alors bien plus tranchées; et que cette
« remarque s'appliquait surtout aux blancs azurés
« avec l'indigo, aux roses avec la cochenille.

« Tous les témoins enfin ont été unanimes pour
« déclarer que, d'après leur expérience personnelle,
« de même que d'après les remarques bien connues
« faites par leurs confrères, les blancs et les cou-
« leurs obtenus avec les eaux de source, l'empor-
« taient incontestablement sur ceux résultant de
« l'emploi de l'eau de rivière.

« Tous ont déclaré également, qu'indépendam-
« ment de la plus grande beauté des couleurs que
« l'on obtiendrait de l'emploi d'une eau de source,

« telle que celle qui venait d'être essayée, il en
« résulterait encore une économie importante, par
« cette raison que pour obtenir un même effet, il
« faudrait une quantité plus faible de matière co-
« lorante, c'est-à-dire un cinquième ou un sixième
« en moins ; ce qui formerait un avantage de
« quinze à vingt pour cent sur les substances em-
« ployées.

« MM. les teinturiers ont terminé par une réflexion
« à laquelle s'est associé M. le professeur Dupas-
« quier ; ils ont dit :

« Que la distribution d'une eau semblable dans
« Lyon et ses faubourgs, aurait d'abord ce résultat
« désirable, de rendre général et de mettre aux
« mains de tous, un moyen de bon travail, qui ne
« peut être employé maintenant, que par un petit
« nombre ;

« Que son introduction dans les ateliers serait,
« pour l'industrie de la teinture lyonnaise, un avan-
« tage d'autant plus précieux, que cet élément
« nouveau n'en exclurait aucun autre, puisque l'eau
« du Rhône et celle de la Saône, continueraient à
« être à la disposition de tous ceux qui pourraient
« trouver intérêt ou convenance à les employer,
« soit pures, soit à l'état de mélange ;

« Et qu'ainsi, Lyon serait peut-être la seule ville
« au monde, qui réunirait pour les travaux si divers

« de ses industries, et en particulier pour les opé-
« rations tinctoriales de ses fabriques, trois sortes
« d'eau bien distinctes:

« Une eau très douce, — l'eau de la Saône;

« Une eau d'une nature mitoyenne entre l'eau
« douce de la Saône et les eaux vives, — celle du
« Rhône;

« Enfin, une eau de source d'une limpidité,
« d'une température, d'une composition invariables,
« sans sels nuisibles, et contenant des quantités
« toujours égales d'acide carbonique et de carbo-
« nate de chaux.

« En foi de quoi, les assistants ont signé le pré-
« sent procès-verbal, après la lecture qui leur en a
« été faite, et après avoir reconnu que tout ce qui
« y est mentionné est l'expression sincère de la
« vérité. »

« Lyon, le 26 août 1839. »

Signé : RENARD jeune, Ant. CADIEZ,
LARRIVÉ, PONS, BOUVERAT,
CONTE, P. FARGES, Alph.
DUPASQUIER.

✻

D'après tout ce qui vient d'être dit, relativement à l'action des eaux de source et à celle des eaux de rivière, sur les substances tinctoriales, il ne peut plus être douteux pour personne, que certains principes tenus en dissolution dans les premières, en plus grande quantité que dans les secondes, sont la véritable cause de l'influence plus avantageuse qu'elles exercent sur les matières colorantes (1). Toutefois, pour en avoir une démonstration plus frappante encore, après les expériences mentionnées dans le procès-verbal qu'on vient de lire, j'en ai fait de nouvelles, comparativement avec une eau complètement pure de tout principe étranger à sa constitution atomique, c'est-à-dire avec de l'eau distillée. On verra par le tableau suivant, où sont consignés leurs résultats, que l'eau du Rhône, qui est intermédiaire entre l'eau distillée et l'eau des quatre sources, pour la quantité des principes salins tenus en dissolution, a toujours donné des produits d'une nuance moyenne, entre la couleur obtenue par l'emploi de l'eau

(1) On doit comprendre qu'il n'est question ici que des eaux de source de la rive gauche de la Saône, et de celles qui leur ressemblent par leur composition chimique.

tout-à-fait pure, et celle déterminée par l'eau calcarifère des bords de la Saône.

En faisant ces expériences, j'ai eu soin d'agir dans des conditions parfaitement égales, pour la quantité d'eau et de substances colorantes, comme pour la nature des vases et leur capacité, pour la température, ainsi que pour le temps de l'ébullition, qui a varié suivant les diverses matières tinctoriales, mais qui était toujours identique pour la même matière essayée. Chaque expérience a été faite dans une capsule de porcelaine, avec un litre d'eau. Pour juger la coloration du liquide, je l'examinais d'abord en masse, puis je le comparais aux autres *décoctum* donnés par la même substance colorante, en plongeant dans chaque liquide une cuillère d'argent et la retirant pleine, pour la rapprocher des cuillères également remplies avec les deux autres liqueurs correspondantes ; les résultats étaient ensuite immédiatement inscrits ; ils se trouvent indiqués dans le tableau suivant :

DÉCOCTIONS

1° *Avec l'eau résultant du mélange de celles des*
de l'eau

NOTA. Pour chaque expérience, on a employé un litre d'eau. — La
d'opérer la dissolution du principe colorant ; mais elle a toujours été parfai

SUBSTANCES TINCTORIALES.	EAU DES QUATRE SOURCES. 1 *Litre.*
BOIS D'INDE. 40 grammes.	*Décoctum* violet très foncé , avec reflet métallique à la surface.
BOIS DE BRÉSIL. 40 grammes.	*Décoctum* rouge, plus foncé qu'avec l'eau du Rhône.
COCHENILLE EN POUDRE. 8 grammes.	*Décoctum* violet très foncé.
BOIS JAUNE. 40 grammes.	*Décoctum* jaune très foncé, tirant au rouge.
QUERCITRON. 40 grammes.	*Décoctum* jaune foncé, tirant fortement sur le brun-rougeâtre.
FUSTET. 40 grammes.	*Décoctum* jaune très foncé, tirant sur le brun-rougeâtre.
ÉPINE-VINETTE. 40 grammes.	*Décoctum* jaune foncé, tirant un peu sur le rouge brun.
GAUDE. (Sommités de la plante privées de leurs graines.) 20 grammes.	*Décoctum* jaune-doré, foncé.
GRAINES DE PERSE. 40 grammes.	*Décoctum* jaune foncé, tirant sur le brun-rouge ; quand la liqueur est vue en masse.

TINCTORIALES

RATIVEMENT :

quatre sources, 2° avec l'eau du Rhône, et 3° avec distillée.

durée de l'ébullition a varié, suivant la difficulté plus ou moins grande
tement égale, pour les trois expériences sur une même matière colorante.

EAU DU RHONE. 1 Litre.	EAU DISTILLÉE. 1 Litre.
Rouge foncé , un peu violet.	Brun , ayant la couleur d'une infusion de café , avec une très faible nuance rougeâtre.
Rouge moins foncé qu'avec l'eau de source.	Fauve , tirant au brun.
Violet, nuance mauve.	Rouge clair.
Jaune , un peu moins foncé qu'avec l'eau de source, tirant également au rouge.	Jaune doré clair.
Jaune comme le décoctum avec l'eau de source, mais très sensiblement moins foncé.	Jaune foncé, tirant sur le brun-rouge , mais beaucoup moins même que le décoctum avec l'eau du Rhône.
Jaune assez foncé , tirant au rouge-brun , mais beaucoup moins qu'avec l'eau de source.	Jaune clair doré.
Jaune doré , légèrement foncé.	Jaune clair, un peu doré.
Jaune doré, un peu moins foncé que le décoctum avec l'eau de source.	Jaune clair, très faible.
Même couleur qu'avec l'eau de source , mais sensiblement moins foncée.	Jaune clair , un peu verdâtre.

Ces expériences m'ont donné la preuve directe : que certains principes en dissolution dans l'eau de source , exercent une action puissante sur les substances tinctoriales , laquelle a pour effet, de développer l'intensité des principes colorants. — Cette preuve résulte des différences très sensibles, obtenues avec l'eau complètement pure c'est-à-dire, l'eau distillée, et des nuances intermédiaires fournies par l'eau du Rhône.

Après ces expériences, j'ai voulu m'assurer, si je n'obtiendrais pas des résultats analogues , en agissant sur des matières, dont le principe colorant, de nature résineuse , est, par cette raison , sinon entièrement insoluble, du moins, peu soluble dans l'eau, laquelle, même à la température de l'ébullition , n'en enlève qu'une partie. J'ai donc opéré sur le santal rouge , le rocou ou roucou, et le curcuma ou terra-merita (1). Il est résulté de cette nouvelle expérimentation, comme d'ailleurs je l'avais prévu, que la couleur de ces

(1) Ces trois matières tinctoriales diffèrent essentiellement , par la nature chimique de leur principe colorant, de celles précédemment soumises à l'expérimentation. Ces dernières, dans lesquelles ce principe est *directement* soluble dans l'eau , le cèdent en totalité à l'eau bouillante. Le santal rouge , le rocou et le

matières résinoïdes , est notablement foncée par
l'action des principes naturellement tenus en solution par l'eau de source , ce qui a lieu aussi ,
mais à un moindre degré , avec l'eau du Rhône.
(Voyez le tableau placé à la page suivante.)

curcuma se rapprochant, au contraire, de la nature des
résines, abandonnent leur couleur à l'alcool, aux dissolu-
tions alcalines, tandis que l'eau, même bouillante, n'en
dissout qu'une certaine quantité. — Ainsi, pour teindre
avec le santal rouge, qui, d'ailleurs, s'emploie peu en
teinture, on le traite par un alcali, afin de favoriser
la dissolution de sa substance colorante. — Le rocou
s'emploie ordinairement avec les cendres gravelées
(carbonate de potasse). — Le curcuma seul , quoiqu'il n'abandonne à l'eau qu'une partie de son principe
colorant, peut cependant servir à teindre , sans aucune
addition ; néanmoins, il est beaucoup de circonstances,
où on le traite par une substance alcaline, qui fait plus
abondamment dissoudre ce principe, mais en poussant
au rouge brun sa couleur jaune orangée.

De la nécessité où l'on est généralement de traiter
ces matières par un alcali, qui favorise la dissolution de
leur principe colorant, mais en faisant passer leur couleur à une nuance beaucoup plus foncée, il résulte que
ces dernières expériences, ne pouvaient offrir qu'un intérêt secondaire, l'action de l'eau devenant presque
nulle dans ce cas. J'ai cru, cependant, devoir ne pas
les négliger, ne fut-ce que dans un intérêt purement
scientifique.

DÉCOCTIONS

DE MATIÈRES DONT LE PRINCIPE COLORANT

FAITES COMPA

1° Avec l'eau résultant du mélange de celles des
de l'eau

SUBSTANCES TINCTORIALES.	EAU DE SOURCE. 1 LITRE.
CURCUMA. 20 grammes.	Le liquide trouble, vu en masse, est jaune rougeâtre très foncé.
SANTAL ROUGE. 20 grammes.	Le liquide trouble, vu en masse, est rouge brun, très foncé; clarifié par le repos, il est rougeâtre clair.
ROCOU. 20 grammes.	Le liquide trouble, vu en masse, est rouge brun très foncé.

Comme on le voit, la substance même d'une
matière tinctoriale, dont le principe colorant n'est
qu'imparfaitement soluble dans l'eau, est influencée plus énergiquement par l'eau de source que par
l'eau du Rhône, et par celle-ci que par l'eau pure
ou l'eau distillée; c'est-à-dire, que sa couleur
propre, sans être complètement dissoute, est

TINCTORIALES

NE SE DISSOUT PAS DIRECTEMENT DANS L'EAU ;

RATIVEMENT :

quatre sources, 2° avec l'eau du Rhône, et 3° avec distillée.

| EAU DU RHONE. | EAU DISTILLÉE. |
1 LITRE.	1 LITRE.
Le liquide trouble, vu en masse, est jaune-rougeâtre, beaucoup moins foncé qu'avec l'eau de source.	Le liquide trouble, vu en masse, est jaune, sans nuance de rouge, et même un peu verdâtre.
Le liquide trouble, vu en masse, est rouge-brun; clarifié par le repos, il est moins rougeâtre qu'avec l'eau de source.	Le liquide trouble, vu en masse, est rouge-brun, peu foncé ; clarifié par le repos, il est à peine rougeâtre.
Le liquide trouble, vu en masse, paraît rouge-brun, un peu moins foncé qu'avec l'eau de source.	Le liquide trouble, vu en masse, paraît rouge-brun, assez foncé, mais moins qu'avec l'eau du Rhône et l'eau de source.

notablement foncée par la première eau, un peu moins par la seconde, et nullement par la troisième. J'ai remarqué aussi que l'action chimique de l'eau de source, favorisait la dissolution d'une petite partie du principe colorant insoluble; cet effet pouvait être remarqué aussi avec l'eau du Rhône, mais à un degré moins prononcé.

19

Dans tout ce qui a été dit jusqu'ici, touchant l'influence des eaux de source sur les matières tinctoriales, influence toute favorable, et qui vient d'être démontrée par des expériences directes, faites comparativement avec l'eau des quatre sources, avec l'eau du Rhône et avec l'eau distillée; de même que les praticiens en teinture et en indiennerie, j'ai attribué les résultats observés à l'action des sels calcaires en général ; c'est en ce sens que j'en ai parlé dans différentes parties de ce travail.

Les sels calcaires, et particulièrement le carbonate et le sulfate de chaux, étant, parmi les principes étrangers à la composition atomique de l'eau, les plus abondants de ceux qu'on trouve en dissolution dans les eaux de source et même de rivière, il était naturel de penser, qu'ils constituaient essentiellement l'agent chimique de la réaction de ces eaux sur les matières tinctoriales.

Cependant, un doute m'est venu, à propos de cette réaction : je me suis demandé si tous les sels calcaires donnaient lieu aux phénomènes signalés, ou s'il ne fallait attribuer qu'à l'un d'eux, la nuance plus foncée qu'on obtient en faisant bouillir les bois de teinture dans l'eau de source, comparativement avec l'eau distillée et même avec l'eau du Rhône. C'était là une question toute nouvelle, je le pense du moins, et dont la solution n'était ni impossible, ni même difficile. Bien persuadé qu'elle devait offrir un véritable intérêt, pour la théorie de l'action des eaux dans la teinture, et rendre surtout la pratique plus facile et plus sûre, je n'ai pas hésité à suspendre pendant quelques jours l'impression de ce Mémoire, pour me livrer aux expériences qui pouvaient fournir des lumières à cet égard.

Le résultat essentiel auquel je suis parvenu, c'est que *le carbonate de chaux est le seul agent qui avive le principe colorant des matières tinctoriales*. Ce résultat remarquable concorde, du reste, avec les faits connus : on sait que le bi-carbonate de chaux, en solution dans les eaux potables, agit, quoique plus faiblement, comme les carbonates et bi-carbonates de soude et de potasse, sur les couleurs bleues végétales. C'est cette cause, ainsi que je l'ai souvent constaté, qui fait que la presque totalité des eaux potables, verdissent un peu le sirop de violette, bien qu'elles ne contiennent pas de principe véritablement alcalin, soit libre, soit carbonaté. Or, ces effets déterminés par les eaux calcarifères, sont absolument les mêmes que ceux qui seraient produits par une petite quantité d'une solution de soude, de potasse, ou de carbonate et de bi-carbonate de ces bases.

Pour cette expérimentation, j'ai d'abord préparé une solution de chacune des principales substances qui existent naturellement dans les eaux potables, c'est-à-dire, d'acide carbonique, de carbonate de chaux, de sulfate de chaux, de chlorure de calcium et de sulfate de magnésie. Pour obtenir une solution, contenant une quantité de carbonate de chaux beaucoup plus considérable, que celle des eaux potables qui en sont le plus chargées, et de manière à obtenir des réactions plus facilement appréciables, j'ai préparé de l'eau de chaux, bien saturée, en me servant d'eau distillée; puis j'ai fait précipiter la chaux à l'état de carbonate, au moyen d'un courant d'acide carbonique, que j'ai continué à laisser agir jusqu'à ce que le carbonate fut complètement dissous.

Les réactifs préparés, j'ai soumis une certaine quantité de chaque matière tinctoriale à l'ébullition, dans un litre d'eau distillée; puis j'ai divisé chaque *décoctum* obtenu dans des verres à expériences, et l'ai traité par les divers réactifs que j'avais préparés à l'avance. Les résultats que j'ai obtenus, sont consignés dans le tableau suivant :

TABLEAU des résultats obtenus, en faisant réagir isolément sur des décoctions de matières tinctoriales dans l'eau distillée, les principes qui se trouvent généralement dans les eaux potables.

SUBSTANCES TINCTORIALES.	DÉCOCTION dans 1 litre D'EAU DISTILLÉE.	CARBONATE DE CHAUX.	ACIDE CARBONIQUE.	SULFATE DE CHAUX.	CHLORURE DE CALCIUM.	SULFATE DE MAGNÉSIE.
BOIS D'INDE. 40 grammes.	DÉCOCTUM brun, ayant la couleur d'une infusion de café, avec une très faible nuance rougeâtre.	La couleur brune passe au violet foncé.	La nuance brune s'affaiblit, et se rapproche d'une nuance de bois.	Pas de réaction bien sensible, la teinte brune paraît seulement légèrement foncée.	Idem.	Idem.
BOIS DE BRÉSIL. 40 grammes.	DÉCOCTUM couleur fauve, tirant au brun.	La couleur fauve passe au rouge.	Pas de réaction sensible.	Pas de changement.	La couleur se fonce, le fauve devient brun.	Point de réaction.
COCHENILLE. 8 grammes.	DÉCOCTUM rouge clair.	Le rouge tourne au violet foncé.	Pas de changement sensible.	La liqueur se fonce, brunit et devient noirâtre, un peu violacée.	La liqueur se fonce, et devient seulement brune-noirâtre.	La liqueur reste rouge ; pas de changement appréciable à la vue.
BOIS JAUNE. 40 grammes.	DÉCOCTUM jaune doré clair.	La couleur se fonce très légèrement.	La couleur s'éclaircit un peu.	Point de changement.	Point de changement.	Point de changement.
QUERCITRON. 40 grammes.	DÉCOCTUM jaune foncé, tirant sur le brun-rouge.	La nuance se fonce sensiblement.	Pas d'effet sensible.	Pas de changement.	La nuance paraît se foncer, mais très faiblement.	Point de changement.
FUSTET. 40 grammes.	DÉCOCTUM jaune clair doré.	La couleur se fonce immédiatement, et devient jaune brunâtre.	La nuance s'affaiblit un peu.	Point de changement.	Point de changement.	Point de changement.
ÉPINE-VINETTE. 40 grammes.	DÉCOCTUM jaune clair, un peu doré.	La nuance se fonce un peu, mais d'une manière presqu'insensible.	La nuance paraît s'éclaircir, mais très faiblement.	Point de changement.	Point de changement.	Point de changement.
GAUDE. 20 grammes.	DÉCOCTUM jaune clair, très faible.	Le jaune prend un peu d'intensité.	Très faible décoloration.	Point de changement.	Point de changement.	Point de changement.
GRAINES DE PERSE. 40 grammes.	DÉCOCTUM jaune clair, un peu verdâtre.	La nuance devient un peu plus dorée.	Point de changement.	Point de changement.	Point de changement.	Point de changement.

Des expériences rapportées dans ce tableau, il résulte, de la manière la plus positive :

Que le carbonate de chaux est le seul principe qui développe l'intensité de couleur des décoctions tinctoriales ; que le sulfate de chaux, le chlorure de calcium et le sulfate de magnésie, sont sans action, ou ne font qu'altérer plus ou moins les matières colorantes ; et qu'enfin, l'acide carbonique, quand il agit, ce qui n'a lieu que sur un petit nombre de substances, n'a qu'une action peu marquée, et ne fait qu'éclaircir légèrement les couleurs.

Une remarque importante résulte encore de ces dernières expériences : c'est que, dans la plupart des cas, le carbonate de chaux ne se borne pas à réagir sur la matière colorante dissoute, mais paraît faciliter aussi sa dissolution dans l'eau. Ainsi, j'ai observé que les substances tinctoriales essayées, coloraient presque immédiatement l'eau de source, et lui communiquaient tout de suite une nuance plus foncée que celle qui se manifestait dans l'eau du Rhône, et surtout dans l'eau distillée ; cette dernière était généralement beaucoup plus lente à dissoudre le principe colorant. En outre, les réactions opérées par la solution de carbonate de chaux dans le *décoctum* des matières colorantes *jaunes*, le fustet excepté, ne produisaient pas un degré d'intensité égal à celui des couleurs obtenues naturellement avec l'eau de source. Dans celui d'épine-vinette, par exemple, la réaction du carbonate de chaux était peu sensible, tandis que la différence de nuance de ses *décoctions* dans les trois espèces d'eau était très tranchée, c'est-à-dire que la supériorité de celle de l'eau de source était très apparente.

Comment expliquer ces résultats, sinon en disant : que le carbonate de chaux en solution dans l'eau de source, non-seulement développe l'intensité de la couleur, mais encore la fait dissoudre, et plus promptement et en plus grande quantité? Cette remarque, d'ailleurs, s'accorde parfaitement avec cette observation pratique des teinturiers : que les eaux de source calcarifères, produisent une économie d'environ un cinquième, quand on les emploie, au lieu d'eaux du Rhône et de la Saône, pour préparer les décoctions tinctoriales; ou, en d'autres termes, que, *pour arriver à une nuance quelconque, il faut, avec l'eau de source, un cinquième de matières colorantes de moins qu'avec l'eau de rivière.*

APPENDICE

aux chapitres précédents.

Sources de Massieux, de Reyrieux, de Ste-Euphémie et de Toussieux (1).

Dans les chapitres qu'on vient de lire, il n'a été question que de l'eau des sources de Roye, de Ronzier, de Fontaine et de Neuville, bien que M. l'ingénieur en chef ait compris dans ses jaugeages, plusieurs cours d'eau qui coulent au delà de Neuville, sur le même versant du plateau de la Bresse. Je n'ai dû porter

(1) Ces deux dernières forment, par leur réunion, le ruisseau de Feytan.

en effet, mon attention, que sur les sources de ce versant, dont la dérivation est projetée, pour être réalisée immédiatement. Toutefois, comme il ne serait pas impossible qu'on leur réunît, un jour, celles dont le point d'émergence est plus éloigné, j'ai cru devoir, en dernier lieu, m'assurer, si, comme la constitution géologique du sol semblait l'indiquer, les sources plus éloignées de Lyon que celles de Roye, de Ronzier, de Fontaine et de Neuville, étaient, par leur nature, à peu près identiques à celles-ci.

Les sources dont je veux parler, sont celles de Massieux, de Reyrieux, de Toussieux, et de Miserieux ou de Ste-Euphémie.

Chacune de ces sources, examinée à son point d'émergence, dans le courant du mois d'août, m'a présenté une eau dont les caractères physiques étaient, en tout, semblables à ceux des eaux qui surgissent entre le clos de Roye et le vallon de Torrières à Neuville : même limpidité, même saveur franche, même température.

Les eaux de ces sources n'offrent pas une ressemblance moins parfaite, avec celles des quatre sources les plus rapprochées de Lyon, sous le rapport de la composition chimique. Le *chlorure de baryum*, en effet, n'y produit point de réaction sensible, et par conséquent, n'y indique pas la présence du *sulfate de chaux*, l'une des substances les plus nuisibles, parmi celles qui se rencontrent dans les eaux potables; l'*ammoniaque* ne les trouble pas immédiatement, et n'y forme un précipité cristallin qu'après quelque temps d'attente; l'*azotate d'argent*, avec addition d'*acide azotique*, n'y produit qu'un léger trouble opalin; l'*oxalate d'ammoniaque* les trouble instantanément, et y forme ensuite un dépôt assez abondant, dû essentiellement au carbonate de chaux, principe utile dans les eaux potables, comme je l'ai démontré; enfin, le savon y forme une dissolution un peu laiteuse, sans le moindre grumeau de savon calcaire.

Tous ces caractères sont ceux que m'ont présentés les eaux des sources examinées dans les chapitres qui précèdent. On en jugera, d'ailleurs, par le tableau suivant, où j'ai mis en regard avec les résultats obtenus des essais pratiqués sur les eaux des sources de Massieux, de Reyrieux, de Toussieux et de Ste-Euphémie, ceux que j'ai observés, en soumettant, le même jour, à des essais semblables, l'eau du Rhône et celle de la source de Lavosne, à Neuville.

RÉACTIFS.	MASSIEUX.	REYRIEUX.	Ste-EUPHÉMIE.	TOUSSIEUX.	NEUVILLE.	RHÔNE.
CHLORURE DE BARYUM. Puis addition d'acide azotique.	Point de réaction appréciable, point de trouble.	Idem.	Idem.	Idem.	Idem.	Trouble instantané. — Après cinq minutes, léger dépôt.
AZOTATE D'ARGENT, puis addition d'acide azotique.	Léger trouble opalin.	Idem.	Idem.	Id. — Un peu plus marqué.	Idem.	Nuage opalin, à peine sensible.
OXALATE D'AMMONIAQUE.	Trouble très marqué, dépôt assez abondant.	Idem.	Idem.	Idem.	Idem.	Trouble. Dépôt peu abondant.
AMMONIAQUE LIQUIDE.	Pendant cinq minutes, aucune réaction. — Il se forme, plus tard, un léger trouble et un précipité cristallin de carbonate de chaux sur les parois du verre.	Idem.	Idem.	Idem.	Idem.	Trouble immédiat. — Peu d'instants après, un dépôt magnésien commence à se former.
SAVON.	Dissolution laiteuse. Point de grumeaux.	Idem.	Idem.	Idem.	Idem.	Dissolution un peu laiteuse. Point de grumeaux.

NOTA. Le mot IDEM se rapporte aux indications qui sont, non pas au dessus, mais à gauche de ce mot.

Ainsi ,

Les eaux des sources de Massieux, de Reyrieux, de Toussieux et de Ste-Euphémie, étant,
d'après les résultats de l'analyse comparative
qui précède, d'une nature identique à celle des
eaux de Roye, de Ronzier, de Fontaine et de
Neuville, ce que j'ai dit de celles-ci, s'applique ,
de tous points, aux premières.

*

RÉSUMÉ GÉNÉRAL. — CONCLUSION.

Arrivé au terme de ce travail, il me reste à résumer, en peu de mots, tout ce qui en ressort de plus important, tout ce qui en forme, en quelque sorte, l'essence.

Ce résumé succinct, le voici :

Les eaux des sources de Roye, de Ronzier, de Fontaine et de Neuville sont d'une nature identique, et par leur origine, et par leurs caractères, et par leur composition. L'eau qui résultera de leur mélange sera, à des nuances près, dans la quantité des substances qui y sont dissoutes, tout-à-fait semblable à chacune prise en particulier.

Ces eaux, sous le rapport de leurs propriétés physiques, comme sous celui de leur composition chimique, doivent être placées au premier rang des meilleures eaux de source.

Leur parallèle avec l'eau du Rhône offre les résultats suivants :

1° Les eaux de Roye, de Ronzier, de Fontaine et de Neuville sont constamment limpides.—Celle du Rhône est régulièrement trouble pendant la moitié de l'année, par l'effet de la fonte périodique des neiges alpines ; et, comme celle de toutes les rivières, elle le devient très fréquemment, à la suite des pluies, pendant l'autre moitié. Elle ne pourrait acquérir la limpidité qui lui manque ordinairement, que par des moyens puissants de filtration.

2° La température des quatre sources ne varie que d'un degré environ, son minimum étant 12° centigrades, son maximum 13°, 2 ; et il est possible, en cas de dérivation de ces eaux, de la maintenir jusqu'aux différents points de distribution dans la ville. — Celle de l'eau du Rhône varie depuis 1 degré, en hiver, jusqu'à 25 en été ; en sorte qu'on aurait à ajouter 10° environ à sa température pendant les froids, et à lui en ôter au moins autant, durant les chaleurs, pour la rapprocher des conditions où doit être une bonne eau potable.

3° Les eaux des quatre sources sont plus salines que celle du Rhône, mais la différence est représentée par une plus grande quantité de carbonate de chaux. Or, ce sel, dans la proportion où il s'y trouve, offre des avantages réels, soit sous le rapport hygiénique, soit sous le point de vue purement industriel. Dans cette proportion, il ne peut même produire d'inconvénients notables par sa propriété de devenir insoluble, sous l'action de certaines circonstances. Il est possible, en effet, de prévenir la formation des dépôts calcaires, en épuisant la faible propriété incrustante de ces eaux, avant leur arrivée dans les tuyaux de conduite, ou en transportant artificiellement à Lyon, le point d'émergence des sources. En supposant, d'ailleurs, que l'inconvénient de ces dépôts ne fût pas absolument prévenu par l'emploi de l'un de ces moyens, il serait certainement minime, et ne pourrait donner lieu à la nécessité de nettoyer quelques tuyaux, qu'après une très longue suite d'années.

4°   Ces eaux contiennent autant d'air atmosphérique que l'eau du Rhône; mais elles possèdent une quantité de gaz acide carbonique beaucoup plus considérable, surtout pendant le temps des fortes chaleurs, époque à laquelle les principes gazeux des eaux potables ont le plus d'utilité. Elles en tiennent alors en solution environ six fois plus que l'eau du fleuve, ce qui ne peut que les rendre plus légères, plus agréables et plus digestives.

5°   Elles contiennent, comme l'eau du Rhône, des traces de matières organiques;

mais elles ne sont pas sujettes, comme celle du fleuve, à entraîner toutes sortes d'impuretés, après les pluies abondantes et les fontes subites de neige ; indépendamment du tribut ordinaire des eaux qui ont servi aux ménages et aux industries.

6°   L'homogénéité des eaux de Roye, de Ronzier, de Fontaine et de Neuville est aussi permanente que leur limpidité et leur température. — L'eau du Rhône, au contraire, présente deux compositions différentes, l'une en hiver, l'autre en été ; la première à peu près semblable à celle des bonnes eaux de source, mais la seconde très rapprochée de celle des eaux produites par les neiges alpines. Outre ces changements sémestriels, sa nature chimique subit fort souvent de brusques altérations, par l'effet des orages, et à la suite des pluies qui ont lavé tantôt le sol de la Savoie, tantôt celui de la Bresse et du Bugey. Ces variations régulières ou imprévues ne peuvent être sans conséquences, pour l'hygiène et pour l'industrie. Et quand même, par les procédés de rafraîchissement et de filtration que l'art peut fournir, on réussirait à donner à l'eau du Rhône la température et la limpidité que les eaux de source tiennent de la nature, il lui manquerait toujours l'homogénéité de composition.

7°   Il résulte du parallèle qui précède que, par leurs propriétés physiques et chimiques, les eaux de Roye, de Ronzier, de Fontaine et de Neuville, sont supérieures à celle du Rhône pour les usages hygiéniques.

8°   Par ces mêmes propriétés, c'est-à-dire par leur limpidité et leur température permanentes, ainsi que par leur nature chimique et leur constance de composition, ces eaux sont également supérieures à celle du Rhône pour l'emploi tinctorial. — Des expériences comparatives faites sur les principales matières colorantes, en présence et avec le concours d'un certain nombre de chefs d'établissements de teinture en soie de Lyon, ont établi : qu'une quantité quelconque de ces matières, dissoute dans l'eau des sources réunies, donnait plus d'intensité et d'éclat aux couleurs, qu'une quantité semblable dissoute dans l'eau du Rhône.

De tout ce qui précède, il ne faut cependant pas conclure, que l'eau du Rhône ne puisse, en aucun cas, servir à la population lyonnaise. Nul doute qu'elle ne doive être placée au premier rang parmi les eaux de rivière (1) ; mais s'il s'agit de préférence, il serait peu raisonnable de ne pas choisir les eaux de source, qui l'emportent sur elle par de nombreux et importants avantages.

(1) On sait que les eaux des rivières qui coulent très lentement, comme celle de la Saône, entre Lyon et Mâcon (il n'y a que six mètres de pente d'une ville à l'autre), comme celle de l'Ourcq dérivée à Paris, acquièrent par la lenteur de leur mouvement, surtout à l'époque de l'étiage, une odeur et une saveur désagréables, et qu'elles tendent à se corrompre, sous l'influence des longues périodes de chaleur. — L'eau du Rhône, grace à la rapidité de son cours, n'est pas exposée à cet inconvénient.

En définitive, la dérivation des quatre sources, c'est-à-dire, l'introduction dans notre grande cité, d'un élément nouveau, en fait d'alimentation et d'industrie, consistant en une eau de source vive, limpide, fraîche et homogène, élément qui n'exclurait aucun de ceux qui y existent déjà, ne pourrait que fortifier et améliorer la santé publique, en contribuant d'ailleurs, à maintenir la réputation et à étendre la suprématie de la fabrique lyonnaise.

Et si, dans un avenir plus ou moins éloigné, l'accroissement de la ville nécessitait l'adjonction des sources jaugées par M. l'ingénieur en chef, entre Neuville et Feytan, à celles qui auraient été précédemment dérivées de Roye, de Ronzier, de Fontaine et de Neuville, ce surcroît n'aurait d'autre résultat, que d'augmenter considérablement le volume de l'eau distribuée dans Lyon, sans changer, en aucune manière, sa qualité.

✳

CONCLUSION.

Jusqu'ici , j'ai parlé comme chimiste et comme médecin : qu'il me soit permis , en finissant , de dire quelques mots comme Lyonnais , comme membre de notre grande cité industrielle.

Lorsque j'ai commencé l'étude des eaux de source de la rive gauche de la Saône , j'étais loin, je l'avoue, de soupçonner l'importance du projet qui consiste à les dériver à Lyon. Aujourd'hui que mes explorations et mes travaux me l'ont fait plus complétement connaître , je suis frappé tout à la fois de sa simplicité et de sa grandeur.

Avec ce projet, point de machines pour élever l'eau, point d'appareils pour la filtrer, point de moyens à trouver pour la rafraîchir , mais seulement une galerie à construire, qui amènera

dans Lyon, à plus de cent pieds (33 à 35^{m}oo)
au dessus du Rhône et de la Saône, par le seul
effet d'une pente convenablement réglée, une
quantité quotidienne de dix millions de litres
d'abord, et de plus de vingt millions ensuite,
d'une eau naturellement claire, naturellement
fraîche, et, de plus, constamment homogène.

L'exécution de ce projet doterait la ville de
Lyon de la plus belle et plus large fourniture
d'eau qui existerait en France : — J'en ai acquis
la preuve, par des correspondances établies dans
les principales villes qui sont abondamment pour-
vues de fontaines publiques ; on peut consulter
d'ailleurs, à cet égard, le tableau placé à la fin
de ce volume.

En adoptant la dérivation des sources des
bords de la Saône, Lyon d'aujourd'hui n'aurait
rien à envier à Lyon d'autrefois. On sait, en
effet, que le magnifique aqueduc construit sous
la domination romaine, pour amener les sources
du Mont-Pilat, dans le palais des empereurs,
dans les naumachies et dans les édifices placés
autour du Forum, où, suivant l'histoire,
se rendaient soixante nations, donnait passage
à douze cent quarante pouces fontainiers, vingt-
quatre millions huit cent mille litres d'eau par

jour (1). Or, M. l'ingénieur en chef, après avoir rigoureusement constaté par le jaugeage des sources comprises dans le système de dérivation, un débit quotidien de *plus de vingt-deux millions de litres*, s'exprime ainsi dans son rapport officiel à M. le préfet du Rhône :

« Je dois, toutefois, faire observer que,
« quelque soin que l'on ait mis à la construc-
« tion des batardeaux, il était fort difficile de
« les rendre parfaitement étanches. En outre,
« le remou ou gonflement, produit par le bar-
« rage, au dessus du niveau habituel et pres-
« que constant de ces cours d'eau réguliers, a
« dû donner lieu à des filtrations non aperçues.
« Et comme mes jaugeages n'ont fait connaître
« que les quantités d'eau qui passaient par
« l'échancrure de la jauge, je puis bien n'avoir

(1) L'aqueduc construit en maçonnerie, et souterrain dans presque toute son étendue, (car il ne s'élevait sur des arceaux, hors du sol, que près des vallées qu'il franchissait en formant le siphon, et de plus à Fourvières) avait, suivant M. Peyret, ingénieur de Saint-Étienne, $1^m 62$ de hauteur, sur $0^m 568$ de largeur intérieure, avec une pente moyenne de 1/600 ou $0^m 00166$; le niveau de l'eau atteignait à $0^m 545$ ce qui devait donner un produit, par seconde, d'environ $0^{m\,c} 287$, soit 1240 pouces ou 24,800,000 litres, par 24 heures.

« pas réellement reconnu toute l'eau fournie par
« chaque source ; mais l'essentiel était d'avoir un
« minimum dont on pût être certain, c'est ce
« que j'ai obtenu. » Et plus loin :

« Il existe dans le pays que j'ai parcouru,
« entre Neuville et Trévoux, plusieurs autres
« cours d'eau, dont il a été jugé inutile de cons-
« tater le produit et la hauteur, parce que
« ceux mentionnés ci-dessus sont plus que suffi-
« sants pour l'objet que l'on avait en vue (1). »

Si l'on tient compte de toutes ces circonstances, si l'on se rappelle, de plus, que les
jaugeages ont été faits au bout d'une période de
six années consécutives de notable diminution
des eaux pluviales, période qui ne se repro-
duira peut-être pas une seconde fois en un
siècle ; si l'on songe enfin, qu'au delà des points
mentionnés dans le rapport de M. l'ingénieur, il
y a encore bon nombre de ruisseaux, plus ou
moins considérables, dont les eaux limpides

(1) Voyez, à la suite de ce Mémoire, le texte entier
du rapport de M. l'ingénieur en chef, pièce remarquable par son caractère officiel, et intéressante par
l'explication que M. de Lagorce y donne des appareils et
des formules employés par les ingénieurs, pour mesurer
les eaux courantes, avec la plus rigoureuse exactitude.

sont trop précieuses à un niveau élevé et dans le voisinage d'une grande ville, pour que leurs propriétaires veuillent les faire passer à tout jamais sur des roues de moulins, en des lieux surtout où il est si facile d'avoir de la houille, et par conséquent de la force motrice; on demeurera convaincu que la dérivation des eaux de source de la rive gauche de la Saône, peut en fournir successivement à la population lyonnaise des quantités indéfinies.

Quant à l'aqueduc projeté, il offre par ses dimensions intérieures (un mètre quatre-vingt-cinq centimètres sur un mètre cinquante), toutes les garanties désirables, pour les besoins futurs de la ville de Lyon. En effet, si la ligne de flottaison de la masse liquide, coulant avec une vitesse moyenne de trente centimètres par seconde, atteignait seulement un mètre en hauteur, il livrerait alors passage à plus de quarante mille mètres cubes d'eau, dont la distribution pourrait fournir plus de quarante litres, par tête et par jour, à un million d'hommes.

Ainsi donc, il n'y aurait nul besoin, dans l'avenir, d'augmenter la capacité intérieure de ce tunel-aqueduc, et la maçonnerie faite avec soin, dans l'intérieur de la terre, étant à peu près impérissable, ce serait une œuvre destinée à la postérité la plus reculée ; j'en ai pour preuve la galerie qui amenait souterrainement les eaux de source, dérivées par les Romains, dans la ville de Vienne, jadis rivale de Lyon ; galerie où coulent de nos jours les mêmes eaux, et qui, par conséquent, peut servir encore à son usage primitif, environ deux mille ans après sa construction.

Cette perspective de longue durée, insignifiante pour un particulier, ne saurait l'être pour la ville de Lyon, si, comme on doit le croire, d'après des publications faites l'année dernière, elle pouvait obtenir gratuitement son service d'eau potable, après un laps de quarante ou de cinquante ans, en vertu d'actes authentiques et de stipulations irrévocables. Un homme, en effet, peut bien se mettre au dessus du souci de ce qui arrivera dans son héritage, au bout d'un demi-siècle, parce qu'alors il n'existera plus ; mais une ville n'a pas une existence bornée : c'est un être qui ne meurt pas, et qui doit calculer ce que deviendra un établissement, ou un service quelconque, après deux cents ou trois cents ans, comme après quinze ou vingt années.

La grande profondeur à laquelle serait placé

l'aqueduc de dérivation, n'est point indifférente non plus : car elle assurerait la non-interruption de cet important service, en le préservant des chances si diverses, auxquelles sont exposées toutes les constructions établies à la surface du sol. Rome, qui fut si souvent prise et saccagée depuis l'invasion des Barbares jusqu'aux dernières guerres d'Italie, Rome jouit encore d'une grande partie des eaux jaillissantes, dont l'ornèrent ses consuls et ses empereurs : sept mille cinq cents pouces (cent cinquante millions de litres), répartis chaque jour dans son enceinte, en font la ville du monde la plus riche en distributions d'eaux limpides. Supposez que pour fournir à ce luxe d'irrigation, on se fut servi, non des eaux originaires des montagnes voisines, amenées dans des galeries souterraines, mais des eaux du Tibre, extraites du lit de ce fleuve par de puissantes machines ; combien de fois de semblables établissements n'eussent-ils pas été détruits pendant ces affreuses périodes, où Rome passa par le fer et par le feu de ses implacables vainqueurs? Qui peut dire ce que seraient devenus, dans ce cas, les malheureux débris d'une population, privée de son plus indispensable aliment?

Au milieu de ces grands désastres qui dévastent les cités comme les empires, dans le sac d'une ville, par exemple, le bras qui détruit s'arme d'une torche et non d'un fer à piocher. Jamais le soldat, dans l'ivresse de la victoire, n'ira péniblement excaver le sol, pour y détruire un canal souterrain. Et si les eaux amenées à Rome, par les Césars, coulent encore près des ruines de leurs palais, si les bataillons de Bonaparte ont pu boire aux mêmes fontaines où s'abreuvèrent les hordes d'Attila, c'est que leurs canaux, protégés par la terre qui les couvrait, étaient à l'abri des atteintes de la main destructive de l'homme.

Abstraction faite de ces grandes vicissitudes sociales, n'y a-t-il pas une foule de circonstances, qui peuvent interrompre momentanément un service de fourniture d'eau fondé sur l'emploi des machines, et jeter ainsi subitement la perturbation au sein d'une cité, dans laquelle il faut soigneusement éviter toute cause de juste mécontentement, de la part des classes laborieuses, si faciles à s'irriter.

M. Mallet, ingénieur en chef des eaux de Paris, à son retour d'Angleterre, où il avait vu de superbes et excellentes machines à vapeur, écrivait ce qui suit à l'administration d'une ville qui, dépourvue de sources assez élevées ou assez abondantes, et forcée d'avoir recours à l'eau d'une rivière, balançait entre l'emploi de roues hydrauliques, mues par une chute de la rivière elle-même, et la création de machines à vapeur: « Je « vous félicite de ce que la nature a fait pour vous, « en vous donnant un moteur qui ne se repose « jamais, et qui vous livre continuellement son « action pour rien, vous demandant seulement, et « une fois pour toutes, de le bien disposer. » Quelles félicitations devraient donc être adressées à la ville de Lyon, si elle pouvait voir, sans aucuns frais de sa part, après un délai insignifiant pour une ville, les plus belles eaux, arriver par leur seule pente, à plus de trente mètres au dessus de son sol, et couler à perpétuité sur ses places et dans ses édifices.

Les ingénieurs les plus distingués professent tous une opinion semblable à ce sujet : M. Borgnis, entr'autres, dit, dans son *Traité des machines hydrauliques*, (f. 144) : « Toutes les « fois que l'on peut recueillir une quantité d'eau « suffisante pour les besoins d'une ville, et que « l'on a la faculté de la conduire immédiatement « par des canaux sur un point assez élevé pour

« qu'elle soit de là distribuée dans tous les
« quartiers, on doit employer ce moyen ; il doit
« même être préféré à celui des machines,
« quand il serait plus coûteux ; car les machines
« sont indispensablement sujettes à de grandes
« dépenses d'entretien, de réparation et de re-
« nouvellement ; et souvent des accidents im-
« prévus les rendent inactives. »

Ce n'est pas moi assurément qui exprimerai
le moindre doute sur les ressources infinies
qu'offre la science. Certes, je n'irai pas contester
la facilité d'élever mécaniquement l'eau d'une rivière à une hauteur quelconque, ni même la possibilité d'avoir, un jour, des appareils capables
de la clarifier complétement par grandes masses.
Mais, je ne puis m'empêcher de regarder,
comme une chose fâcheuse, que la bonté d'un
service public qui se rapporte à l'alimentation hu-
maine, dépende du plus ou moins d'attention et
d'habileté des hommes préposés à sa surveillance.
Je sais combien, dans les grandes administra-
tions, on est ingénieux à invoquer des accidents
imprévus et des événements de force majeure,
pour colorer la négligence des employés chargés
de faire fonctionner des machines. Et s'il y a
un choix à faire, entre des moyens *naturels* et

des moyens *artificiels*, pour obtenir les mêmes résultats, par exemple, la limpidité et la fraîcheur d'une eau potable et le transport de cette eau à une certaine élévation, je n'hésiterai pas à donner la préférence aux premiers, l'art ne devant remplacer la nature, qu'autant qu'elle nous fait défaut.

Il en est d'ailleurs des villes comme des familles : elles ne se soutiennent pas toujours au même point de splendeur. Tant qu'elles sont en voie de prospérité et qu'elles jouissent de revenus considérables, leurs besoins sont facilement satisfaits ; on s'empresse à les servir ; et tout concourt à leur bien-être. Mais que des jours malheureux arrivent à leur tour, soit par des discordes intestines, soit à la suite de fléaux dont notre faible humanité ne sera jamais exempte, tels entr'autres, que ces terribles épidémies dont la nature a gardé le secret ; alors, les ressources communales sont bientôt épuisées, les machines se détruisent sans être remplacées, les services publics s'arrêtent, la population souffre et se disperse. Des siècles sont ensuite nécessaires pour épuiser les rigueurs de la fortune, pour ramener l'aisance, et pour créer de nouveau les établissements indispensables à toutes les grandes agglomérations humaines.

Quel Lyonnais ne se réjouirait donc à l'idée que nous pouvons, en ce moment, grace à l'état de prospérité croissante de notre ville, et par quelques dépenses annuelles, dont le terme ne serait pas très éloigné, assurer à nos descendants le bienfait gratuit d'une large distribution d'une eau vive, fraîche et limpide.

Pour moi, je l'avouerai, l'établissement d'un service si important pour les besoins et l'agrément de la population, pour la propreté et l'ornement de la ville, me rendrait heureux et fier ; s'il m'était possible de penser, que mes travaux ont pu contribuer, pour quelque chose, à la réalisation d'une entreprise d'utilité publique, qui réunit le triple caractère de simplicité, de grandeur et de durée indéfinie.

FIN.

EXAMEN MICROSCOPIQUE

DE

L'EAU DU RHONE

ET DES

EAUX DE SOURCE

DE ROYE, DE BONZIER, DE FONTAINE
ET DE NEUVILLE.

par M. le Docteur Al. Donné,
de Paris.

✳

Examen Microscopique

DE

L'EAU DU RHONE

ET DES

EAUX DE SOURCE

DE ROYE, DE RONZIER, DE FONTAINE ET DE NEUVILLE,

en Hiver, au Printemps et pendant l'Été.

Lettre de M. Al. Donné, de Paris,
du 28 janvier 1839.

La question sur laquelle vous me faites l'honneur de me consulter, Monsieur, s'est présentée pour les eaux de Paris, à l'occasion des nouveaux moyens de filtrage proposés par une compagnie. Le Conseil de cette compagnie, dont je suis membre, ayant jugé convenable d'étudier de nouveau la composition de l'eau de la Seine, prise en différents points, principalement sous le rapport des matières organiques qu'elle contient, et qu'y déposent les eaux ménagères, on a pensé qu'il serait bon de joindre les observations microscopiques à l'analyse chimique. J'étais d'autant plus de cet avis que je suis convaincu que s'il y a moyen de reconnaître la présence de matières qui ont, jusqu'ici, échappé à l'analyse chimique, c'est avec l'aide du microscope; car une foule de substances provenant des corps organisés, sont encore trop mal définies, pour que la chimie puisse les distinguer entre elles, tandis que le microscope, ne dénaturant rien, offre plus de chances d'arriver à constater la présence de matières de cette nature ; la science présente maintenant trop d'exemples de cette supériorité de l'analyse microscopique, dans certaines circonstances, pour qu'il soit nécessaire d'insister à cet égard.

Le projet du Conseil dont je vous parle, Monsieur, n'a pas encore été mis à exécution ; mais j'étais bien aise de vous citer ce fait, pour vous montrer que votre proposition est tout-à-fait de mon goût, et que je suis disposé à faire tout ce qui vous paraîtra utile, pour la question sur laquelle vous désirez vous éclairer.

Je pense, en effet, qu'il serait bon d'examiner au microscope les différentes eaux, parmi lesquelles il s'agit de faire un choix ; non pas que je prétende que cet examen devra nécessairement trancher la difficulté, et rendre nulle toute autre considération : c'est un moyen de plus de s'éclairer, et voilà tout, mais il vaut mieux ne pas le négliger ; s'il ne présente qu'un résultat négatif, le temps ne sera pas même entièrement perdu.

Je ne vois aucune raison pour que des eaux conservées pendant plusieurs jours dans des flacons à moité remplis, de manière à laisser une quantité d'air suffisante pour la vie des êtres organisés qu'elles contiennent, ne soient pas très propres à subir l'examen que vous me proposez, et pour lequel, je vous le répète, Monsieur, je mets à votre disposition mon expérience et mes faibles lumières.

Si donc vous persistez dans votre projet, et que vous vouliez bien recueillir des eaux en différents points, dont vous tiendrez rigoureusement note, ainsi que des circonstances qui vous paraîtraient dignes d'attention ; si vous m'adressez ces bouteilles étiquetées, avec la date, etc., je me mettrai, de mon côté, à les examiner, et je vous ferai part du résultat de mes observations.

J'ai l'honneur d'être, Monsieur, etc.
Signé : **ALEX. DONNÉ.**

Les bouteilles contenant les eaux recueillies avec tous les soins convenables, ont été remises à la Malle-Poste, lors de chaque envoi, et conséquemment ne sont jamais restées plus de 38 ou 40 heures en route.

Examen microscopique.

HIVER.

Circonstances météorologiques, qui ont précédé les jours où ont été recueillies les eaux sur lesquelles M. Donné a fait ses observations, dans le mois de février 1839.

DATES.	TEMPÉRATURE atmosphérique, à sept heures du matin.		VENTS.	ÉTAT DU CIEL.	HAUTEUR DU RHONE au dessus de l'étiage.	TEMPÉRATURE de l'eau du Rhône, dans le courant.
	au-dessous de 0.	au dessus de 0.			mètre.	
26 janvier.	2° 5		Est.	Soleil.	1 00	
27 —	1 2		Est.	Brouillards.	1 00	
28 —	7 5		Nord.	Brouillards.	0 90	
29 —	5 »		Nord.	Brouillards.	0 80	
30 —	0 »		Sud.	Brouillards.	0 60	
31 —	2 5		Sud.	Soleil.	0 60	
1er février.	6 2		Sud.	Brouillards.	0 50	1° 6
2 —	5 »		Nord.	Neige.	0 85	
3 —	6 3		Nord.	Brouillards.	0 80	
4 —	2 5		Ouest.	Brouillards.	0 80	2° 5
5 —		2° 5	Sud-ouest.	Brouillards.	0 80	
6 —		2 5	Sud-ouest.	Brouillards.	0 75	
7 —		5 8	Nord.	Brouillards.	0 80	
8 —		2 5	Nord.	Brouillards.	1 25	
9 —		2 5	Nord.	Brouillards.	1 30	4° 2

Il résulte des trois observations thermométriques, faites sur l'eau du Rhône, les 1er, 4 et 9 février, jours où des eaux ont été recueillies pour être envoyées à M. Donné, que sa température suit les variations de celle de l'atmosphère, et que lorsque cette dernière est au dessous de 0, celle du Rhône n'est qu'à 1° ou 2° au dessus.

La journée du 1er février, qui a été une des plus froides de l'hiver 1838-39, avait été précédée par une série de jours, pendant lesquels la température atmosphérique s'était maintenue au dessous de 0. Aussi, c'est dans cette journée que le Rhône a été le plus bas.

Sa ligne de flottaison n'a marqué que 50 centimètres au dessus du 0 de l'échelle de l'étiage, degré d'abaissement auquel il arrive rarement.

Il est à remarquer que ce fleuve, à l'opposé de la Saône et des rivières ordinaires, qui ont leur *étiage* dans l'été, est grossi et troublé par le produit de la fonte des neiges des Alpes, pendant les chaleurs, et que c'est en hiver qu'il atteint son maximum de diminution, en même temps que son maximum de limpidité.

EAU DU RHONE, EN HIVER,

Puisée dans le courant du fleuve, à son entrée dans Lyon, devant le quartier Saint-Clair.

Eau recueillie par M. Dupasquier, le 1er février.

Le Rhône était, ce jour-là, aussi clair qu'il lui soit possible de l'être, à la suite d'une période assez longue de jours, pendant lesquels le thermomètre marque constamment la température atmosphérique au dessous de 0. Cette circonstance avait empêché, par l'effet de la congélation, toutes les eaux qui servent aux ménages, à l'industrie et aux lavages, le long du cours du fleuve, de couler comme d'ordinaire, et de venir s'y mélanger. Aussi était-il à son maximum de pureté, et bien près de son maximum d'abaissement.

Température, au moment où l'eau a été recueillie, de l'air 3° 6 au dessous de 0; de l'eau 2° au dessus de 0. — Hauteur du Rhône, 0 m 50 seulement au dessus de son étiage.

Examinée par M. Donné,

(sous la températ. naturelle de son cabinet),

Le 16 février.

Parfaitement claire et limpide. — Alcaline. — Quelques rares cristaux de carbonate de chaux. — Substances organisées végétales très peu abondantes. — Quelques rares infusoires.

Examinée de nouveau, le 9 mars.

Très claire. — Ne présente presque aucune matière étrangère en suspension, végétale, animale ou minérale.

Eau recueillie le 4 février.

Température de l'air, 0°, 5/10 au dessus de 0. — Température de l'eau, 2°(1).—Le froid ayant duré avec intensité, pendant une quinzaine de jours, le Rhône était encore très clair, quoiqu'il commençât à grossir un peu, attendu que les diverses eaux qui s'y jettent ordinairement, ne gelaient plus avant de s'y rendre.

Hauteur du fleuve, 0 m 80 au dessus de l'étiage, c'est-à-dire, 0 m 30 de plus que le 1er février.

Examinée le 16 février.

Très claire.— Alcaline. — Quelques cristaux calcaires. — Grande quantité de substances organisées végétales (nostocs, protomènes…) — Très nombreux infusoires (vibrions, monades, volvoces…) — On trouve en outre dans cette eau, quelques rares débris organiques d'animaux plus élevés, tels que des lamelles épidermiques.

Examinée le 9 mars.

Même état.

Eau recueillie le 9 février.

Température de l'air, 3 ° 8 au dessus de 0. — Température de l'eau, 4 ° 3.

Ce jour-là le dégel était prononcé. Les eaux provenant de la fusion de la glace et de la neige, venaient en abondance se réunir à celle du Rhône, qui commençait à en être sensiblement augmentée et troublée.

Hauteur du fleuve, 1 m 30 au dessus de l'étiage, 0 m 80 de plus que le 1er février, 0 m 50 de plus que le 4 février.

Examinée le 16 février.

Un peu blanchâtre. — Alcaline. — Nombreux animalcules infusoires.—Matière verdâtre végétale.

Examinée le 9 mars.

Couche abondante de substances organisées végétales, à la surface, (nostocs, protomènes, matière verte….) — Animalcules infusoires nombreux. — Quelques rares cristaux.

---

(1) Toutes les observations de température, contenues dans ce travail, sont énoncées en degrés centigrades.

On voit, par les observations qui précèdent, que l'eau du Rhône était, au mois de février :

> le 1er, dans un état presque parfait, sous un froid de 3° 6 au dessous de 0 ;

> le 4, beaucoup moins bien, sous une température de 0° 5/10 au dessus de 0 ;

> le 9, dans de plus mauvaises conditions encore, sous 3° 8 au dessus de 0.

Depuis le 1er février, le Rhône n'est pas revenu, durant toute l'année, à l'état de quasi-pureté, où il était ce jour-là.

EAU DU RHONE,

Obtenue par infiltration dans le sol.

RIVE GAUCHE. — GRAND-CAMP.

Eau recueillie le 10 février.	*Examinée le 16 février.*
Cette eau a été prise à une pompe, dans la plaine du Grand-Camp, à 200 mètres, environ, de distance du bord du Rhône, et à 2500 mètres en amont du pont Morand.	Très claire. — Très alcaline. — Contient une très grande quantité de cristaux de carbonate de chaux. — Substances organisées végétales. — Nombreux animalcules infusoires (monades, trichodes, vorticelles, oreillaires…)
Température de l'air, 3 ° 2 au dessus de 0. — Température de l'eau, au sortir de cette pompe mal fermée, 9 ° 5.	*Examinée le 9 mars.* Même état. — Les animalcules sont morts.

RIVE DROITE. — TERRASSE THOLOZAN.

Eau recueillie le 10 février.	*Examinée le 17 février.*
Cette eau a été prise à la pompe isolée, au centre du port Saint-	Légèrement blanchâtre. — Très alcaline. — Nombreux cristaux

Clair, à la distance de 30 mètres , environ , du lit du Rhône, et à celle de 50 mètres , à peu près, de toute habitation. Le sol où se trouve cette pompe a pu être formé , en partie, de remblais ; toutefois , sa formation remonte à une époque très reculée.

Température de l'air , 6° 2 au dessus de 0. — Température de l'eau , au sortir de cette pompe enfermée dans un massif de maçonnerie , 12° 7.

solubles, comme les précédents , dans l'acide chlorhydrique, avec effervescence. — Substances organisées rares.

Examinée le 9 mars.

Claire. — Alcaline — Offre à la surface une pellicule semblable , pour l'aspect , à une matière grasse concrète ; cette matière se compose de nombreux filaments de végétaux (nostocs, protomènes...), contenant des myriades d'animalcules infusoires, et des cristaux en grande quantité.

EAU DE LA SAONE.

Eau recueillie le 11 février.

Examinée le 15 février.

Cette eau a été prise au milieu du courant, devant le pont de la Feuillée. La Saône était, ce jour-là , débordée sur plusieurs points de ses rives ; sa hauteur était de 3 mètres 10 centimètres au dessus de son étiage ; par suite , elle était très limoneuse.

Température de l'air 8° 3 au dessus de 0. — Température de l'eau, 8° 7.

Trouble, blanchâtre. — Alcaline. — Contient des cristaux calcaires assez abondants. — Matières organisées - végétales. — Animalcules infusoires nombreux.

Examinée le 9 mars.

Cette eau présente , à très peu près , les caractères du numéro précédent.

Nota : L'eau de la Saône a été prise pour point de comparaison, et comme objet de curiosité , car elle ne peut-être destinée à l'alimentation de la ville, la lenteur de son cours l'exposant à se corrompre en été, et à se geler en hiver.

EAUX DE SOURCE, EN HIVER,

Recueillies le 10 Février 1839.

Eau de Roye.	*Examinée le 16 février.*
Prise au débouché de la grande galerie, à 140 mètres de la principale source, sur un point à peu près sans végétation. A trois heures après-midi, température de l'air, 8° au dessus de 0.—Température de l'eau, 13°.	Très claire. — Alcaline. — Laisse déposer, par le repos, des cristaux présentant les caractères du carbonate de chaux. — Contient une petite quantité de substances organisées végétales. — Quelques infusoires. (Monades, volvoces...) *Examinée le 9 mars.* Même état. — Cristaux. — Infusoires plus nombreux, beaucoup de vibrions.

Eau de Ronzier,	*Examinée le 17 février.*
Prise dans la masse d'eau qui recouvre la source. Cette masse d'eau, presque stationnaire, est exposée à l'action de l'air extérieur, et subit dès-lors diverses espèces d'influences. A deux heures après-midi, température de l'air, 7° 5. — Température de l'eau, 12°	Légèrement blanchâtre. — Alcaline. — Ramenant fortement au bleu le papier rouge de tournesol. Laisse déposer de nombreux cristaux de carbonate de chaux. — Assez grande quantité d'infusoires. (Monades, volvoces...) *Examinée le 9 mars.* Très claire. — Fortement alcaline. — Nombreux cristaux. — Substances organisées végétales. (Nostocs, protomènes...) Pas d'infusoires.

Eau de Fontaine, | *Examinée le 17 février.*

Recueillie au point où la source surgit et coule avec rapidité sur un terrain en pente, et par conséquent ne forme pas de masse d'eau au dessus d'elle.

A une heure, température de l'air, 7° — de l'eau, 12° 8.

Très claire. — Alcaline. — Nombreux cristaux de carbonate de chaux. — Contient à peine quelques substances organiques et quelques infusoires.

Examinée le 9 mars.

Même état.

Eau de Neuville, | *Examinée le 16 février.*

Recueillie à 80 mètres de la source, dans le ruisseau d'écoulement, garni de plantes aquatiques et autres. La source principale est au fond d'une pièce d'eau, d'une superficie d'environ 50 mètres carrés, entièrement recouverte de lentilles végétales, où vivent différentes espèces d'êtres organisés.

Dix heures du matin, température de l'air, 5° — de l'eau, 12° 5.

Très claire. — Alcaline. — Cristaux calcaires peu abondants. — Infusoires assez nombreux. (Vibrions, monades...) Commencement de végétation élémentaire.

Examinée le 9 mars.

Même état. — Nombreux animalcules infusoires. — Végétaux filamenteux. (Nostocs, protomènes...)

Il résulte de l'examen distinct des eaux de Roye, de Rouzier de Fontaine et de Neuville, que ces eaux sont d'autant plus pures de substances organisées, qu'elles ont été prises à un point plus rapproché de celui où la source sort du sein de la terre, et plus dépourvu de phénomènes de végétation.

PRINTEMPS.

Circonstances météorologiques, qui ont précédé les jours où ont été recueillies les eaux envoyées à M. Donné, dans le mois d'avril.

DATES.	TEMPÉRATURE atmosphérique à sept heures du matin.	VENTS.	ÉTAT DU CIEL.	HAUTEUR ou baisse au dessus de son étiage.		TEMPÉRATURE de l'eau du Rhône, dans le courant, à cinq heures après midi.
				mètre.		
15 avril.	8º 7	Nord.	Beau , soleil.	1	15	
16 —	10	Sud.	Beau , soleil.	1	00	
17 —	10	Sud.	Pluie.	1	00	
18 —	10	Sud-ouest.	Incertain.	0	95	
19 —	10	Nord.	Léger brouillard.	1	20	
20 —	11 2	Nord.	Léger brouillard.	1	00	
21 —	11 2	Nord-ouest	Beau.	1	05	11º 2
22 —	11 3	Nord.	Beau , soleil.	1	10	
23 —	11 4	Nord.	Beau , soleil.	1	20	11º 8

Les eaux du Rhône recueillies le 21 et le 23 avril, pour servir aux examens microscopiques de M. Donné, l'ont été, comme on le voit par le tableau ci-dessus, en temps sec, à la suite de plusieurs beaux jours.

Le thermomètre, qui marquait 10 à 11º, le matin à sept heures, montait à 15, 18 et jusqu'à 20º, de midi à quatre heures.

Il est possible que le 21 avril il y eut déjà, dans le Rhône, un peu d'eau provenant de la fonte des neiges des Alpes, mais il est certain qu'il y en avait le 23. En effet, le fleuve avait cette couleur grise qu'il garde tout l'été ; et la circonstance qui le prouve encore plus, c'est qu'à la suite de six jours beaux et secs, le Rhône, au lieu de diminuer, avait augmenté de 20 centimètres.

EAU DU RHONE, AU PRINTEMPS,

𝕻uisée dans le courant du fleuve, en amont de la ville, comme au mois de Février précédent.

Eau recueillie par M. Dupasquier, le 21 avril,	*Examinée par M. Donné, le 28 avril.*
A sept heures du soir, par un beau temps, la température de l'air étant à 12° 5 , la température de l'eau à 11° 7. Hauteur du Rhône au dessus de l'étiage , 1 mètre 05.	Légèrement blanche. — Nombreux animalcules infusoires , et nombreux débris de matières organisées. — Pas de cristaux réguliers. — Particules terreuses.
Eau recueillie le 25 avril ,	*Examinée le 28 avril.*
A dix heures du matin , par un beau temps, qui durait depuis plusieurs jours. Le Rhône avait déjà reçu de l'eau provenant de la fusion des neiges alpines, car il avait grossi sans pluie , de 0 mètre 15 à 0 mètre 20. Température de l'air , 13° 7. — Température de l'eau , 11° 2. Hauteur du Rhône , au dessus de l'étiage , 1 mètre 20.	Assez blanche. — Très nombreux infusoires. — Débris assez nombreux de matières organisées. — Peu de cristaux réguliers solubles avec effervescence dans l'acide chlorhydrique. — Particules terreuses abondantes.

On voit, par les observations faites sur les eaux du Rhône, puisées dans le courant, le 21 et le 23 avril, que ce fleuve, quoique sous un beau temps soutenu, ne peut reprendre, au printemps, l'état satisfaisant où il est, en ce qui concerne les matières organiques, pendant les grands froids de l'hiver.

EAU DU RHONE,

Obtenue par infiltration dans le sol.

RIVE GAUCHE. — GRAND-CAMP.

Eau recueillie le 22 avril,	*Examinée le 28 avril.*
A la même pompe de la plaine du Grand-Camp, où avait été prise l'eau, le 10 février précédent. — Quatre heures après-midi. — Température de l'air, 15° 8, — de l'eau 11°	Claire et transparente. — Nombreux cristaux solubles, avec effervescence dans l'acide chlorhydrique ; quelques animalcules infusoires, vibrions assez nombreux ; débris de matières organisées assez nombreux.

RIVE DROITE. — TERRASSE THOLOZAN.

Eau recueillie le 22 avril,	*Examinée le 28 avril.*
A la même pompe, isolée des habitations, sur le port St-Clair, joignant la terrasse Tolozan, où a été prise l'eau, le 10 février. — Sept heures du soir, température de l'air, 12° 8, — de l'eau, 13° 7.	Claire et limpide. — Quelques cristaux, comme la précédente. — Quelques infusoires, et quelques débris de matières organisées.

EAU DE LA SAONE.

Examinée le 28 avril.	*Eau recueillie le 25 avril,*
Au même endroit que le 11 février , à neuf heures du matin. Hauteur , 1 mètre 15 au dessus de l'étiage. Température de l'air, 12° 2, — de l'eau , 12° 5.	N'est pas complètement claire. — Pas de cristaux de carbonate de chaux. — Animalcules infusoires très nombreux. — Et grande quantité de débris de matières organisées.

EAUX DE SOURCE, AU PRINTEMPS,

Recueillies le 22 Avril 1839.

Eau de Roye.	*Examinée le 29 avril.*
Recueillie à huit heures du matin , non comme le 10 février précédent , au débouché d'une galerie exposée à l'air , mais au fond de cette galerie , à la source même. Température de l'air , 10° 5, — de l'eau, 43° 2.	Claire et limpide. — Contient des cristaux solubles avec effervescence dans l'acide chlorhydrique. — Quelques rares animalcules infusoires , et des traces de matière organisée.

Eau de Ronzier.	*Examinée le 29 Avril.*
Prise dans un creux entouré de végétation , au fond duquel est une source recouverte d'une certaine quantité d'eau exposée à l'air et au soleil. Neuf heures ; température de l'air , 12° 5, — de l'eau, 13°	Claire et limpide. — Contient des cristaux solubles avec effervescence , comme la précédente , en plus grande quantité. — Infusoires et matière organisée assez abondants.

Eau de Fontaine.	*Examinée le 29 avril.*
Prise au même endroit que le 10 février précédent, là où la source sort de terre presque horizontalement, et coule avec rapidité sur un sol incliné. Dix heures : température de l'air, 15° 4. — de l'eau 12° 6.	Très claire et limpide. — Cristaux de carbonate de chaux rares. — Infusoires rares et matière organisée en petite quantité.

Eau de Neuville.	*Examinée le 29 avril.*
Prise à midi, non comme la première fois, le 10 février précédent, au dessous d'une grande masse d'eau recouverte d'une espèce de croûte végétale, mais au point précis de l'une des sources. Température de l'air, 18°, — de l'eau, 12° 7.	Très claire et limpide. — Cristaux très rares, ainsi que les infusoires et que les débris de matière organisée.

Il ressort évidemment des observations ci-dessus, faites sur les eaux de source, dans le mois d'avril, comparées à celles du mois de février, que ces eaux, quand on les dérivera, devront être recueillies au point où la nature les fait sourdre. Car celles de Roye, et surtout de Neuville, se sont trouvées, à ce deuxième examen, dans de bien meilleures conditions que lors du premier, pour lequel elles avaient été prises à une certaine distance des sources, au milieu de diverses circonstances plus ou moins défavorables, sous l'influence, notamment, du contact prolongé de l'air atmosphérique, et de la présence d'une grande quantité de plantes, sur la surface et sur les bords de l'eau.

ÉTÉ.

Observations faites sur des eaux recueillies au mois de juin.

Les circonstances météorologiques qui ont précédé le 25 juin, ayant été sans variations sensibles, pendant plus de quinze jours, il a paru inutile de les rapporter en détail. Durant cette période, il n'est pas tombé une goutte de pluie, et la chaleur a été très forte et très soutenue ; de même que dans l'intervalle qui s'est écoulé entre le 25 juin, jour où les eaux ont été recueillies, et le 27 juin, qui est celui où elles ont été examinées.

EAU DU RHONE,

Dans le courant.

Prise au même endroit qu'aux mois de février et d'avril, à quatre heures et demi après midi.	*Examinée le 27 juin.*
Température de l'air, 29° 8, — de l'eau, 24° 4. Hauteur du Rhône au dessus de l'étiage, 0 mètre 70 centimètres.	Couleur blanchâtre. —Infusoires nombreux. — Dépôt d'une espèce de sable.

EAU DU RHONE,

Par infiltration.

RIVE GAUCHE. — GRAND-CAMP.

Prise à la même pompe que précédemment, à sept heures et demie du soir.	*Examinée le 27 juin.*
Température de l'air, 22° 5. — De l'eau, 17° 2.	Infusoires assez nombreux, et débris de substances organisées.

RIVE DROITE. — TERRASSE THOLOZAN.

Prise à la même pompe que précédemment.

Température de l'air, à cinq heures du soir, 29° 4, — de l'eau, 15° 6.

Examinée le 27 juin.

Très nombreux infusoires, et grande quantité de filaments de substances organisées. — Très beaux cristaux.

EAU DE LA SAONE,

Prise en amont de la ville, près du pont de la Gare, à huit heures et demie du matin.

Température de l'air, 26° 5, — de l'eau, 26°.

Hauteur de la Saône, au dessus de son étiage, 0 ᵐ 55.

Examinée le 27 juin.

Couleur jaunâtre. — Contient peu d'animalcules infusoires, mais une grande quantité de substances organisées.

EAUX DE SOURCE,

Recueillies toutes les quatre, le 23 Juin, examinées le 27 Juin.

EAU DE ROYE.

Prise au même endroit qu'en avril.

Température de l'air, à deux heures après midi, 30°, — de l'eau, 13°.

Contient des infusoires assez nombreux, et de très beaux cristaux solubles avec dégagement de gaz dans l'acide chlorhydrique.

EAU DE RONZIER,

Prise au même endroit qu'aux mois de février et d'avril, à midi et demi.

Température de l'air, 29° 4, — de l'eau, 12° 5.

Contient un assez grand nombre d'infusoires, et quelques traces de substances organisées. — Incrustations cristallines.

EAU DE FONTAINE,

Prise au même endroit qu'aux mois de février et d'avril, à onze heures et demie.

Température de l'air, 28° 5, — de l'eau, 12°.

Même état, à peu près, que le numéro précédent.

EAU DE NEUVILLE,

Recueillie au même endroit qu'en avril, à dix heures.

Température de l'air, 27°, — de l'eau, 13°.

Contient un assez grand nombre d'animalcules infusoires, et laisse déposer quelques incrustations cristallines.

Autre examen fait le 29 juin, sur toutes ces eaux : même résultat

Nota : Il est présumable que tout l'effet possible de la chaleur atmosphérique, pour la production des êtres organisés, avait eu lieu pendant le transport des eaux de Lyon à Paris, dans la malle-poste, où elles ont dû éprouver uniformément une température très élevée. Cette circonstance peut expliquer la présence des infusoires, en quantité presque égale, dans toutes ces eaux ; bien que l'eau de source sortant du sol, en contienne naturellement moins que l'eau de rivière exposée à l'air et au soleil.

RÉSUMÉ GÉNÉRAL

Des Observations microscopiques,

Faites, à diverses époques, sur l'eau du Rhône, et sur les eaux de source, de Roye, de Ronzier, de Fontaine et de Neuville.

Les examens microscopiques de l'eau du Rhône et de celles des quatre sources, de Roye, de Ronzier, de Fontaine et de Neuville, ont constaté les faits suivants :

1° L'eau du Rhône est à son maximum de pureté, sous le rapport des matières organiques, lorsque la température de l'air est, depuis quelque temps, au dessous de 0 ; ce qu'il faut sans doute attribuer, d'une part, à la congélation des diverses eaux plus ou moins impures, qui viennent, en temps ordinaire, se confondre avec elle, mais qui sont alors arrêtées par le froid ; d'une autre part, au refroidissement de l'atmosphère, dont l'état glacial ne favorise pas la génération des infusoires et la végétation des plantes microscopiques, dans le liquide avec lequel elle est en contact.

2° Les eaux de source sont dans les meilleures conditions au point où elles sourdent, et là où il n'y a ni stationnement d'eau, ni végétation quelconque, au dessus ou autour des sources.

3° L'eau du Rhône, sous une température atmosphérique au dessous de 0, et l'eau de source coulant avec rapidité, au sortir du sol, sont à un égal degré de pureté. — Il résulte de là un motif de préférence en faveur de cette dernière ; car cet état de pureté est exceptionnel pour le Rhône, et il peut être rendu permanent pour chacune des sources.

RAPPORT

SUR LE

JAUGEAGE DES SOURCES

DU VERSANT OCCIDENTAL DU PLATEAU DE LA BRESSE,

Par M. l'Ingénieur en chef des Ponts-et-Chaussées
du département du Rhône,

ACCOMPAGNÉ D'UNE CARTE TOPOGRAPHIQUE,

ET SUIVI D'AUTRES PIÈCES A CONSULTER.

JAUGEAGE

DES

SOURCES DE LA RIVE GAUCHE DE LA SAONE,

Pouvant être comprises dans le système de dérivation.

RAPPORT DE M. MONDOT DE LAGORCE,

INGÉNIEUR EN CHEF DES PONTS ET CHAUSSÉES
Du département du Rhône.

Monsieur le Préfet,

Par votre lettre du 5 septembre dernier, vous m'avez chargé de constater et de vous faire connaître le volume et l'élévation, au dessus du niveau de la Saône, des eaux qu'une société propose de fournir par dérivation, pour les divers besoins des communes qui forment l'agglomération lyonnaise.

Je me suis immédiatement occupé de ces opérations, et j'ai l'honneur de vous en adresser le résultat.

Les nivellements ont été faits et vérifiés avec précision, pour les sources les plus basses de chaque système dont l'ensemble forme un ruisseau. Quant aux ruisseaux de Saint-Martin-de-Fontaine, de Sainte-Euphémie et de Toussieux, qui sont évidemment beaucoup au dessus de la hauteur dont on peut avoir besoin, pour la dérivation projetée, je me suis borné à mesurer et à additionner les diamètres des roues des moulins, que ces ruisseaux font mouvoir successivement; j'ai fait ainsi abstraction de la pente entre les moulins, et j'ai obtenu, par la somme totale des chutes d'eau utilisées, une hauteur nécessairement moindre que celle des sources.

Tous les jaugeages ont été faits au moyen d'une feuille de zinc soigneusement graduée, portant une échancrure rectangulaire de 20 centimètres de largeur, et d'une hauteur indéfinie; quatre échelles, divisées en centimètres et millimètres, étaient gravées sur la jauge, savoir : l'une contre le montant de droite de l'échancrure; l'autre contre le montant de gauche; la troisième, à 25 centimètres de l'échancrure, côté droit; la quatrième, placée symétriquement du côté gauche, à la même distance de 25 centimètres. Le zéro des quatre échelles était au niveau du seuil, c'est-à-dire de l'arête inférieure de l'échancrure, destinée à former déversoir.

Un batardeau a été pratiqué dans le lit de chaque source; et dans ce batardeau, j'ai fait placer la jauge verticalement, de manière à faire déverser toutes les eaux par l'échancrure; la hauteur de la veine fluide au dessus du seuil, donnait alors la mesure de l'eau qui s'écoulait.

La jauge est restée en place sur chaque cours d'eau, pendant tout le temps qui était nécessaire, pour qu'on fût bien assuré qu'il n'y avait pas de variation dans la hauteur des eaux d'amont, ce qui a souvent duré plusieurs heures, et même quelquefois plusieurs jours.

Les hauteurs étaient observées à chacune des quatre échelles. Cependant, je n'avais à faire usage que de celles extérieures; mais celles des bords de l'échancrure servaient de contrôle et de vérification théorique des formules connues, sur l'écoulement de l'eau, par des orifices en mince paroi. J'ai calculé le volume d'eau de chaque source, d'après les formules données par M. d'Aubuisson, et les coefficients que l'expérience directe a fournis à MM. Poncelet et Lesbros, pour un appareil des mêmes dimensions que le mien (1).

Pour le ruisseau de Feytan, qui est très abondant, le déversoir de 20 centimètres de largeur, eût forcé les eaux à s'élever à une hauteur, qui eût donné lieu à des déversements dans la prairie : j'ai fait alors usage

(1) La formule de l'écoulement de l'eau par les déversoirs en mince paroi, dans les circonstances de l'appareil décrit ci-dessus, est, d'après M. d'Aubuisson (*Traité d'hydraulique*, n° 72) $Q = 1,80\,L\,H\sqrt{H}$, dans laquelle Q est le nombre de mètres cubes écoulés pendant une seconde, L la largeur du déversoir, et H la hauteur de l'eau d'amont, au dessus du seuil du déversoir. Cette hauteur de l'eau d'amont, avant l'inflexion produite aux approches du déversoir, est mesurée par les échelles placées, comme on l'a dit, à 25 centimètres de distance du pertuis. D'après MM. Lesbros et Poncelet, le coefficient 1,80 doit être porté à 1,84 lorsque la charge n'est que de 23 millimètres : il se réduit à 1,72 lorsque la charge atteint 208 millimètres, et il varie presque régulièrement entre ces limites. J'ai adopté ces coefficients variables.

d'une autre planche de zinc, dont le pertuis avait 3o centimètres de largeur, et se trouvait semblable à celui qu'a employé M. d'Aubuisson, dont j'ai adopté, pour ce cas, le coefficient (n°s 70 et 72 du traité d'hydraulique).

Ayant éprouvé quelques difficultés, pour installer l'appareil, dans les galeries par lesquelles les diverses sources de Roye aboutissent dans le réservoir, j'ai fait établir, dans ce même réservoir, une caisse en bois, dont la feuille de zinc à pertuis de 20 centimètres, formait un des côtés, et j'ai fait arriver successivement chacune des sources dans cette caisse mobile.

Ainsi, j'ai pris toutes les mesures nécessaires, pour me trouver dans une position absolument identique avec celle dans laquelle se trouvaient MM. d'Aubuisson, Lesbros et Poncelet ; et les résultats qu'ils ont publiés dans leurs ouvrages, ayant été fournis par des mesures directes, je crois avoir ainsi donné à mes jaugeages, le caractère d'exactitude que peut réclamer leur importance.

Je n'ai pas, d'ailleurs, négligé les autres moyens de mesurage connus, les plus appropriés aux localités, et ces méthodes de contrôle ont confirmé les résultats que je vais présenter.

Je dois toutefois faire observer que, quelque soin que l'on ait mis à la construction des batardeaux, il était fort difficile de les rendre parfaitement étanches. En outre, le remou ou gonflement, produit par le barrage, au dessus du niveau habituel et presque constant de ces cours d'eau réguliers, a dû donner lieu à des filtrations non aperçues. Et, comme mes jaugeages n'ont fait connaître que les quantités d'eau qui passaient par l'échancrure de la jauge, je puis bien n'avoir pas réellement reconnu toute l'eau fournie par chaque source; mais l'essentiel était d'avoir un minimum, dont on pût être certain; c'est ce que j'ai obtenu.

Il m'a été déclaré par les gens du pays, et notamment par les meuniers, que pendant les plus grandes chaleurs de l'été, les sources ne descendent pas d'une manière sensible, au dessous du point où elles étaient lorsque je les ai mesurées. A la fin du mois d'août dernier, dont la durée, ainsi que celle des mois de juillet et de juin, a été marquée par une grande sécheresse, j'avais fait une visite préalable des lieux, et j'ai reconnu, par quelques points de repère, que les hauteurs d'eau étaient alors les mêmes qu'à l'époque des jaugeages; en sorte qu'elles n'ont point été influencées par les pluies, d'ailleurs peu abondantes, qui ont eu lieu au mois de septembre. J'ai eu l'attention de ne faire les opérations qu'en très beau temps fixe, et lorsque l'abaissement du niveau de la Saône indiquait, que je pouvais me considérer comme étant au moment de l'étiage. L'inspection des sources, et de certains conduits en maçonnerie où elles coulent, fait reconnaître, par des végétations et des sédiments, la trace du niveau des eaux : cette trace n'éprouve évidemment que de faibles variations.

Je joins au présent rapport une carte topographique des environs de Lyon, sur laquelle j'ai marqué, par des lignes bleues, les divers cours d'eau dont j'ai fait le jaugeage et le nivellement.

Les hauteurs sont rapportées à l'échelle du pont de la Feuillée, dont le zéro correspond à l'étiage de la Saône.

Voici le niveau de chaque source, et la quantité d'eau qu'elle fournit en vingt-quatre heures :

DÉSIGNATION DES SOURCES.	NOMBRE de litres d'eau fournis par chaque source.	HAUTEUR de la source au-dessus de l'étiage de la Saône.
1° Sources de *Roye*. La 1re 547,745 litres. La 2e 607,212 La 3e 78,289 La 4e 203,669 La 5e 138,009	1,374,922	34 ^{m} 19 (1)
2° Source de *Ronzier*.	791,642	48 29
3° Source de *Fontaine*.	1,148,535	50 56
4° Source de *Neuville*. 1er cours d'eau 3,209,645 2e cours 1,244,739 3e cours 457,229	4,911,613	39 90 (2)
5° Source de *Massieux*.	1,683,467	70 30
6° Source de *Reyrieux*.	1,611,180	66 15
7° Sources de Sainte-Euphémie et de Toussieux, formant le ruisseau de *Feytan*.	10,518,579	50 11 (3)
Total du produit quotidien de toutes les sources jaugées.	22,039,938 litres.	

(1) La hauteur de 34 ^{m} 19, est celle du réservoir, dans lequel se rendent toutes les sources, par des conduits ou galeries. Ces sources viennent probablement de plus haut ; mais elles sont alors cachées dans la partie supérieure de la colline.

(2) La hauteur de 39 ^{m} 90 est celle de la source ou fontaine la moins élevée de toutes.

(3) Ce niveau, de même que celui du ruisseau de Fontaine, résulte de l'addition des diamètres des roues de moulins.

Il existe dans le pays que j'ai parcouru, entre Neuville et Trévoux, plusieurs autres petits cours d'eau, dont il a été jugé inutile de constater le produit et la hauteur, parce que ceux mentionnés ci-dessus sont plus que suffisants, pour l'objet que l'on avait en vue.

La société de dérivation m'ayant exprimé le désir de faire constater un fait important sur la vitesse de l'eau de ces sources, et sur les effets de la température atmosphérique, pendant l'hiver, alléguant que ces eaux ne sont jamais arrêtées par la congélation, avant d'atteindre le lit de la Saône; j'ai fait jeter dans le cours d'eau de Lavosne, près de la roue du premier moulin, un flotteur en bois, formé d'une bille, de la grosseur d'une bille de billard; on l'a suivie, pour s'assurer qu'elle restait constamment dans le fil de l'eau, et que rien n'arrêtait sa marche. Cette bille a mis deux heures quarante-quatre minutes, à se rendre du premier moulin à la Saône : tel est, pour le moins, le temps que l'eau met dans son trajet, depuis la source jusqu'à la rivière, car la bille a été constamment au point de la plus grande vitesse.

M. le maire de Neuville m'a remis le certificat ci-joint (1), constatant que les eaux de Neuville ne gèlent en aucun point de leur cours, et que notamment pendant l'hiver dernier, et pendant celui de 1829 à 1830, les moulins situés à l'extrémité du ruisseau, près de son embouchure, n'ont pas cessé de tourner, malgré un froid de 15 degrés.

Ainsi, ces eaux sortant de leur source, peuvent res-

____

(1) Voyez ce certificat dans le chapitre VIII du Mémoire, page 136.

ter, pendant au moins deux heures trois quarts, sur le sol, en contact avec l'atmosphère, par les plus basses températures, sans se congeler. On peut en déduire, comme conséquence très probable, que pendant les chaleurs, ces mêmes eaux conservent longtemps aussi leur température naturelle, qui, d'après les observations que j'ai faites au mois d'août dernier, était de 13 degrés centigrades, au sortir des sources. On sait d'ailleurs que les eaux de sources froides, amenées dans des galeries souterraines, conservent leur température dans le trajet.

Les moins élevées de toutes les sources explorées, sont celles de Roye, qui se trouvent à 34 ^{m} 19, au dessus des basses eaux de la Saône. (Ce niveau est seulement celui du réservoir. Voyez l'observation contenue dans une note précédente.)

Toutes les autres sources peuvent être amenées au bassin de Roye, et de là, conduites à Lyon, dans des galeries, dont la pente peut être réglée à 20 centimètres, au plus, par kilomètre.

La distance de Roye au jardin botanique de Lyon, est d'environ 6 kilomètres mesurés en ligne droite, et 9 kilomètres mesurés en suivant les contours du coteau, qui borde la rivière.

Le bassin du jardin botanique est à 31 ^{m}, au dessus du niveau des basses eaux de la Saône.

Il résulte de tout ce qui précède, qu'il est possible et même très facile d'amener à Lyon, à la hauteur du bassin du Jardin-des-Plantes, un volume de vingt-deux millions de litres, par vingt-quatre heures, d'une eau de source de la limpidité la plus parfaite, qui conservera sa fraîcheur naturelle, en été, et qui, durant les hivers les plus rudes, pourra courir en ruisseaux dans les rues, pendant un certain espace de temps, sans se geler (1).

Je suis, avec respect,

Monsieur le Préfet,
Votre très humble serviteur.

L'Ingénieur en chef,
MONDOT DE LAGORCE.

Lyon, 24 octobre 1838.

(1) Il est inutile de faire observer que cet espace de temps est proportionnel à l'intensité du froid, et surtout au volume du liquide.

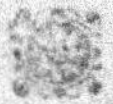

Carte Topographique

DES ENVIRONS DE LYON,

Sur laquelle sont indiqués, les cours d'eau qui ont été jaugés par M. l'ingénieur en chef, et le tracé approximatif de la galerie qui leur servirait de conduite, en cas de dérivation.

Nota. Le Mémoire qui précède étant destiné à se trouver entre les mains des personnes qui, par position, ou par amour du bien public, s'occupent des améliorations matérielles, applicables à la ville de Lyon et au département du Rhône ; il a paru convenable d'ajouter à l'intérêt que le projet de dérivation des eaux de source donne à la carte ci-jointe, celui qui s'attache à d'autres travaux importants, actuellement en cours d'exécution, ou du moins en projet.

Ainsi, cette carte présente : des redressements de routes royales ; — le tracé de nouvelles routes départementales et de plusieurs chemins de grande communication, récemment créés, ou décidés ; — le canal de La Guillotière à Givors, qui deviendra la tête du *canal latéral au Rhône*, de Lyon à la mer ; — le canal d'enceinte des Brotteaux, devant servir de passage aux bateaux, partis du midi de la France, pour aller au nord ou à l'est et réciproquement, lesquels éviteraient, par ce moyen, les retards et les dangers qu'éprouve la navigation, sous les nombreux ponts de la ville ; — le tunel, sous le plateau de Cuire, formant, dans ce système, la communication entre le Rhône et la Saône ; — le barrage projeté en aval du confluent, pour élever le niveau des deux rivières dans Lyon, etc....

Observations relatives au tracé de l'aqueduc de dérivation, et aux localités qu'il doit traverser.

En examinant le tracé de l'aqueduc de dérivation, sur la carte ci-jointe, on est porté naturellement à se demander, si le percement que nécessitera sa construction, à une profondeur de 5o mètres, environ, au dessous de la surface du plateau, aura de l'influence sur les sources des localités qu'il doit traverser.—Quelques recherches à ce sujet, ne seront pas sans intérêt.

D'abord, il ne peut être question des sources situées sur la colline qui borde la Saône; celles qui y existent actuellement, seraient garanties de tout danger à cet égard, par leur extrême éloignement; quand la plupart d'entre elles ne le seraient pas par les masses de roches primitives, visibles ou non, qui, depuis le fort Saint-Jean, jusqu'au delà de Rochetaillée, sont interposées, en plusieurs endroits, entre les balmes de la Saône et la région intérieure du plateau où se trouvera l'aqueduc.

Quant aux sources qui alimentent des puits sur le plateau, le long du parcours futur du canal de dérivation, assurément il est possible que celles qui seront très rapprochées du creusement, en soient plus ou moins affectées. Toutefois, il ne faut pas concevoir, à ce sujet, des craintes exagérées; et pour avoir une idée de l'effet auquel on doit raisonnablement s'attendre, il convient, sans négliger les théories géologiques, d'avoir recours à l'autorité des faits, réalisés dans des circonstances analogues. Or, l'exemple qui vient à la pensée de tout habitant de Lyon, quand il s'agit d'une percée souterraine, de nature à déranger le régime des sources, est celui du tunel de la Mulatière, qui, en passant sous le clos Clapisson, a nécessairement détourné celles qu'il y a rencontrées. Mais il est à remarquer, que le percement de cette galerie, dont la capacité intérieure est presque neuf fois plus considérable que celle du canal souterrain, qui servirait à la dérivation des eaux amenées à Lyon, ne paraît pas avoir eu la moindre influence, sur les sources situées dans la région du sol, supérieure à son niveau. En effet, dans le clos de Madame Garin, qui est à une distance d'environ 150 mètres, à l'ouest, il y a trois puits, dont aucun n'a éprouvé de diminution dans la quantité de son eau, lorsqu'on a opéré le creusement du tunel. Et M. de la Perrière, propriétaire de la maison sous laquelle il débouche, devant le pont de la Mulatière, possède une source qui n'a pas cessé de surgir dans son clos, et de se rendre dans sa salle à manger, malgré la large excavation exécutée à si peu de distance, au dessous d'elle.

Le clos Clapisson, dont la contenance est à peine de 5 hectares 1/2, fut alors traversé souterrainement dans toute son étendue, du sud au nord, par la galerie du chemin de fer, indépendamment de deux puits verticaux de 2 mètres de diamètre, que les ingénieurs y avaient creusés, pour servir à l'extraction des déblais. Il n'y a donc pas à s'étonner, si les sources rencontrées par de semblables percées verticales et horizontales,

ont été détournées. Mais, depuis lors, ce clos a été
vendu et divisé entre plusieurs acquéreurs; quatre
puits y ont été forés, lesquels donnent tous plus ou
moins d'eau. Une circonstance à noter, c'est que l'un
d'eux, creusé chez M. Mareschal, se trouve à l'est du
chemin de fer, de telle sorte que l'eau qui l'alimente,
passe pour y venir, dans la couche de terre qui est
précisément au dessus de la voûte du tunel, circonstance qui ne l'empêche pas d'avoir 1 mètre et 1/2 de
puisage. Celui appartenant à M. Maurier, qui a été,
jusqu'à présent, inépuisable, malgré l'irrigation des
terres adjacentes, à laquelle il est ordinairement employé, a constamment 2 mètres et 1/2 de puisage, à la
profondeur de 10 mètres.

Mais le plus remarquable par l'abondance de l'eau,
ainsi que par sa position, est celui de M. Viallon,
creusé à la faible distance de soixante pas (5o^m oo) de
la galerie souterraine du chemin de fer, et de l'ancienne
ouverture de l'un des puits d'extraction. Malgré cette
double circonstance, et quoique le fond du puits soit
plus élevé, de 12 à 15^m oo, que le niveau de la voûte
du tunel, la hauteur de l'eau s'y maintient à plus de
5^m oo. Quant à sa quantité, elle est à peu près indéfinie; car, pendant l'été dernier, on a consommé,
sans interruption et sans abaissement du niveau de
l'eau, pour la construction de la belle maison que
M. Viallon a fait élever sur ce coteau, l'énorme volume
de 16,800 litres par jour (près d'un pouce fontainier).

La masse d'eau qui fournit à un pareil débit, n'étant
qu'à la distance de 5o^m oo du zénith d'une galerie
souterraine, *huit à neuf fois* plus vaste que ne doit

être l'aqueduc des sources dérivées à Lyon, et à un niveau de 12 ^m oo supérieur au vide formé par cette galerie, un tel exemple, fortifié par les autres, pris dans la même localité, et qui prouvent que ce n'est pas un cas exceptionnel, est bien de nature à rassurer contre l'effet du percement du canal de dérivation, dans une couche du sol inférieure de 15 à 20 ^m oo, à celle où se trouvent généralement les puits du delta de la Bresse.

Au surplus, tout le monde sait qu'il est un moyen certain et facile de ne pas détourner une seule goutte d'une source, qu'on rencontre, en construisant une galerie souterraine; il consiste à rendre, dans ce cas, la maçonnerie imperméable.

Rien, dans la carte ci-jointe, n'indique comment pourra avoir lieu sur le sol de La Croix-Rousse, et dans les quartiers de la ville, au même niveau, la distribution de l'eau de source, qui n'arrivera, en vertu de sa pente naturelle, que vers le milieu de la colline, par laquelle le plateau de la Bresse se termine dans l'enceinte de Lyon. Une courte explication est donc nécessaire à ce sujet. — Il sera pourvu à la fourniture particulière de cette zône de la grande agglomération lyonnaise, simplement et sans frais, au moyen d'une roue hydraulique, mise en mouvement par la chute de la totalité du volume d'eau dérivé, tombant d'une certaine hauteur, que l'on pourrait sacrifier ; ou bien, par l'emploi d'une faible pompe à feu, établie à l'extrémité du canal. L'un de ces deux appareils suffira pour faire monter sur le plateau, toute la quantité d'eau nécessaire aux habitations qui s'y trouvent.

Aucun cours d'eau des environs de Lyon, n'est assez elevé pour pouvoir être amené par la seule pente, sur le promontoire de La Croix-Rousse, qui est de 90 ᵐ au dessus du niveau du Rhône, et de 253 ᵐ (781 pieds) au dessus de celui de la mer. L'eau de la rivière d'Ain, pour y venir, dans un canal qui décrirait nécessairement beaucoup de contours, si l'on voulait maintenir autant que possible son élévation, devrait être prise, au moins, à la limite du département du Jura, et celle du Rhône, au sortir du lac de Genève. Quelques détails succincts vont confirmer cette dernière assertion, qui surprendra sans doute plus d'une personne.

Le niveau du lac Leman, est à 567 ᵐ (1154 pieds) au dessus de la Méditerranée. Le cours du Rhône, depuis Genève jusqu'à Lyon, a 200 kilomètres de développement; mais la distance entre les deux villes, n'est que de 120 kilomètres, en ligne directe. Si l'on construisait un canal allant de l'un de ces points à l'autre, on peut supposer qu'il aurait, à peu près, une étendue moyenne entre les deux chiffres précédents, c'est-à-dire 160 kilomètres environ. Or, si l'on voulait lui donner la pente de 1/1000 (celle de l'aqueduc romain de Pilat, était beaucoup plus forte, elle était de 1,600), il en résulterait une différence de niveau entre le point de départ et le point d'arrivée de l'eau, qui ne laisserait, à ce dernier, qu'une hauteur absolue de

207^m (640 pieds) bien inférieure, dès-lors, au sol de La Croix-Rousse. Mais si l'on donnait à ce canal une pente intermédiaire entre celle du Rhône et celle de la Saône, en amont de Lyon, c'est-à-dire 60 centimètres par kilomètre, pente bien faible pour de l'eau potable coulant à découvert, son débouché se trouverait alors juste à peu près à la hauteur nécessaire; il serait à une élévation de 271^m. L'eau, amenée par ce canal pourrait ainsi se rendre dans les maisons du plateau. Mais, à coup sûr, aucun esprit sérieux ne songera à un pareil travail; les calculs qui précèdent ont seulement pour but d'éclairer une question de niveau, dont généralement on ne se rend pas bien compte (1).

(1) La dérivation de l'Ourcq, à Paris, a définitivement résolu la question de savoir, si l'eau d'un canal découvert, servant à la navigation, peut servir en même temps, comme eau potable, aux usages alimentaires d'une ville. Ce grand travail, conçu et entrepris par M. de Manse, gendre de Riquet, en 1676, interrompu après la mort de Colbert, repris sous le consulat, et à moitié fait sous l'Empire, se trouvait suspendu de nouveau, en 1816, soit par suite des événements politiques, soit par l'effet de critiques plus ou moins fondées ; lorsque le Gouvernement institua, pour l'éclairer sur les décisions à prendre, une commission réunissant les plus hautes notabilités scientifiques de l'époque, (MM. Thénard, Hallé, de Prony, Bruyère, Tarbé, etc.). Cette commission, supposant, d'après des théories généralement admises, qu'une vitesse de 0^m 35 à 0^m 40, par seconde, serait suffisante, sous le rapport de la salubrité, pour une eau potable, coulant sans interruption sur le sol, dans un canal en terre, conclut à l'achèvement de celui de l'Ourcq, dont l'entier développement, de Mareuil à Paris, devait avoir 93,922 mètres. Elle avait calculé, et consigné dans son rapport: d'une part, que les travaux qui restaient à faire porteraient la

L'emploi d'une machine quelconque, pour donner de l'eau potable à La Croix-Rousse, est donc une nécessité à laquelle on ne peut échapper, quel que soit le mode de fourniture qui soit mis à exécution. La seule différence qu'il y ait, à cet égard, entre les divers systèmes réalisables, c'est qu'avec de l'eau amenée par sa pente naturelle, à mi-hauteur du plateau, il faut, pour l'élever au point culminant, une force motrice de moitié moindre, que si l'on se servait d'eau de rivière; et si, par conséquent, il fallait transporter le liquide, du pied de la colline à son sommet.

dépense totale à 24,326,278 francs, (un million par lieue), et d'une autre part, que les revenus du canal se composeraient :

1° Des droits de navigation montant à . . . . 60,000 fr.

2° Du produit de la vente de l'eau pour les besoins domestiques, dans Paris, évalué à. . . . . 1,460,000 fr.

Malheureusement, des deux revenus, dont l'un est si différent de l'autre, c'est le dernier qui a fait défaut. On sait que les Parisiens ont complètement refusé de consommer, comme boisson, cette eau, qui, par sa longue exposition à l'air, par sa marche lente, au milieu d'une végétation marécageuse, entretenue sur les berges et dans le fond du canal par la chaleur jointe à l'humidité, devient tiède et fétide pendant une grande partie de l'année, et ne peut servir aux usages pour lesquels on l'a fait venir de si loin et à si grands frais.

Il résulte de cet exemple frappant, qu'une eau dérivée pour emploi hygiénique, doit avoir une forte pente, afin de conserver sa qualité potable ; à moins qu'on ne l'amène souterrainement : dans ce cas, la chaleur et la végétation n'étant pas à craindre, la vitesse du liquide est indifférente. C'est ce dernier mode que préféraient les Romains, nos modèles en fait de distribution d'eau potable.

❋

RELEVÉS

de

QUANTITÉS D'EAU PLUVIALE,

TOMBÉES

Sur trois points différents du bassin du Rhône,

AU SUD, AU NORD ET A L'EST DE LYON.

*

Quantités d'eau de pluie ou de neige, tombées à Marseille, dans les seize années comprises entre 1822 et 1837, inclusivement.

années.	millimètres.		
1822	182	8	
1823	402	2	
1824	413	9	
1825	432	1	
1826	536	3	Moyenne de ces six années, 489 millimètres, soit 18 pouc. 1 ligne.
1827	620	5	
1828	484	3	
1829	637	4	
1830	304	»	
1831	354	5	
1832	339	2	Moyenne de ces six années, 451 millimètres, soit, 16 pouces 8 lignes.
1833	339	4	
1834	540	4	
1835	497	»	
1836	722	3	
1837	268	2 (1)	

(1) Soit, 9 pouces 11 lignes.

Quantités d'eau de pluie ou de neige, tombées à Berzé-la-Ville, près Mâcon, en dix-huit années consécutives, de 1820 à 1837, inclusivement.

années.	pouces.	lignes.	
1820	26	4	
1821	28	5	
1822	27	10	Moyenne de ces six années,
1823	36	11	31 pouces 5 lignes.
1824	37	9	
1825	30	6	
1826	27	6	
1827	29	6	
1828	34	2	Moyenne de ces six années,
1229	35	10	33 pouces 7 lignes.
1830	29	7	
1831	45	5	
1832	25	11	
1833	21	11	
1834	30	11	Moyenne de ces six années,
1835	51	5	29 pouces.
1836	52	5	
1837	29	»	

Ce relevé est dû à M. Benon des Chanes , savant qui habite Berzé-la-Ville , où il est propriétaire ; celui de Marseille provient du directeur de l'observatoire de cette ville. Ils avaient été envoyés, l'un et l'autre, à M. Fournet, qui occupe si dignement la chaire de géologie à la faculté des sciences de Lyon, et qui a bien voulu en laisser prendre copie.

Quantités d'eau de pluie ou de neige, tombées à Genève, en cinquante-quatre années, de 1783 à 1837, inclusivement.

Ce tableau a été relevé dans le savant recueil publié à Genève, depuis plus de quarante ans, d'abord sous le titre de *Bibliothèque britannique*, et ensuite sous celui de *Bibliothèque universelle.* — On peut voir, dans les tableaux originaux, la quantité mensuelle de pluie. — Pour les années 1783 à 1787, on a recours à l'ancien journal de Genève.

	années.	pouc.	lign.	douzi.	
	1783	47	7	6	
	1784	52	11	9	
	1785	51	1	9	Moyenne de six ans, 37 pouces
	1786	43	5	11	3 lignes, 5 douzièmes.
Juillet	1787-88	55	5	2	
—	1788-89	31	11	6	
Juillet	1789-90	22	9	11	
—	1790-91	27	1	3	
	1792	37	2	3	Moyenne, 28 p., 11 lig., 7 douz.
	1793	28	2	7	
	1794	50	»	11	
	1795	28	4	9	
	1796	25	»	1	
	1797	28	6	1	
	1798	34	3	4	Moyenne, 34 p., 11 lig., 6 douz.
	1799	44	9	10	
	1800	55	3	10	
	1801	43	7	11	

années.	pouc.	lign.	douzi.	
1802	26	9	2	
1803	23	9	2	
1804	56	»	4	Moyenne , 28 pouces , 5 lignes , 5 douzièmes.
1805	30	11	2	
1806	28	4	3	
1807	24	9	7	
1808	29	10	3	
1809	55	9	2	
1810	39	8	5	Moyenne, 32 p., 0 lig., 5 dou .
1811	30	6	7	
1812	51	6	8	
1813	26	9	5	
1814	27	10	3	
1815	19	4	2	
1816	56	7	5	Moyenne, 27 p., 5 lig., 11 douz.
1817	28	7	6	
1818	21	11	3	
1819	29	6	11	
1820	21	9	8	
1821	26	7	6	
1822	16	»	8	Moyenne, 23 p. , 9 lig·. , 5 douz.
1823	25	2	10	
1824	25	8	6	
1825	29	5	6	
1826	21	6	9	
1827	55	2	10	
1828	28	8	7	Moyenne, 30 pouces , 9 lignes , 5 douzièmes.
1829	34	7	5	
1830	52	3	5	
1831	54	2	6	

années.	pouc.	lign.	douzi.	
1832	19	4	10	
1833	27	8	7	
1834	22	10	4	
1835	26	10	11	Moyenne, 23 p., 7 lig., 1 douz.
1836	23	4	»	
1837	19	4	»	

	pouc.	lign.	douzi.
Moyenne annuelle des cinquante-quatre années. . .	29	8	»

	pouc.	lign.	douzi.
Moyenne des vingt-sept premières années : de 1783 à 1810	32	7	6
— des vingt-sept dernières années : de 1811 à 1837	26	8	6
Moyenne des dix-huit premières années : de 1783 à 1801	33	8	8
— des dix-huit années suivantes : de 1802 à 1819	29	3	3
— des dix-huit dernières années : de 1820 à 1837	26	»	7
L'année 1783 a eu le maximum de pluie	47	7	6
— 1822 a eu le minimum.	16	»	8

Il n'y a que quatre années, où la quantité d'eau de pluie ait dépassé 40 pouces, savoir :

années.	pouces	lignes.	douzièm.
1783	47	7	6
1786	45	5	11
1799	44	9	10
1801	45	7	11

Il n'y en a également que quatre, où la quantité soit restée au dessous de 20 pouces, savoir :

années.	pouces.	lignes.	douzièm.
1815	19	4	2
1822	16	»	8
1832	19	4	10
1837	19	4	»

La quantité d'eau de pluie tombée dans l'année 1838, à Berzé-la-Ville, près Mâcon, a été de 34 pouces 5 lignes, et à Genève, de 31 pouces, suivant des renseignements puisés aux mêmes sources. — La moyenne de la quantité annuelle, pour les six années précédentes (de 1832 à 1837, inclusivement), avait été, comme on vient de le voir, à Berzé-la-Ville, de 29 pouces, et à Genève, de 23 pouces 7 lignes ; il y a donc eu, dans ces deux localités, une augmentation notable d'eau pluviale, en 1838, comparativement aux années qui ont précédé celle-ci. La position de Lyon, relativement à ces deux villes, fait croire qu'il a dû en être de même dans nos environs, et que la période extrêmement peu pluvieuse qui avait commencé en 1832, a fini dans le courant de 1838, après le jaugeage des sources de la Saône, opéré Par M. l'ingénieur en chef.

Au surplus, les meuniers établis sur le cours d'eau de Fontaine, lequel se trouvait assez fortement influencé par cette période sèche, au moment du jaugeage, ont tous remarqué, que leurs eaux étaient devenues plus *lourdes*, suivant une expression à leur usage, pendant le dernier été, malgré l'intensité de la chaleur que nous avons eue à cette époque ; car l'effet d'une grande pénurie ou d'une grande abondance d'eau pluviale, ne se fait pas sentir immédiatement, sur celles des sources du versant occidental du plateau de la Bresse qui sont susceptibles de varier, mais seulement au bout d'un laps de temps, qui paraît n'être pas moindre d'une année.

Tableau de Températures observées dans l'été 1839,

ENTRE 1 HEURE ET 5 HEURES APRÈS-MIDI.

MOIS de JUIN.	Air atmosphérique, à l'ombre.	Eau du Rhône dans le courant.	EAU DU RHÔNE, APRÈS SON PASSAGE DANS LE RÉSERVOIR DES COLINETTES, et au sortir des 8 fontaines ci-dessous indiquées.								Eau du Rhône dans le bassin du Jardin-des-Plantes.	Eau du Rhône, après son passage dans le bassin du jardin botan... au sortir des 3 font.		
			Aux Colinettes	Place de la Croix-Pâquet.	Montée de la Glacière.	Hôtel-de-Ville.	Rue de l'Arbre-Sec.	Rue Mulet.	Place de la Fromagerie	Place de St-Nizier.		Place Sathonay	Rue des Auges	Place de la Miséricorde.
Le 17.	30°5.	23	21°5	21	20	21	22	19°5	20	20	25	24	21	20
Le 18.	31.5.	24	23 5	22	22	21°5	22°7	22	20°5	20	24°5	22°8	21	20
Le 19.	52.	24	23	22°5	22°2	22	22	21	22	22	26	23	21°5	21°5
Le 20.	33.5.	24	23	22	22	22	22	21,5	20.5	20°5	26,5	23,5	21,2	20,7
Le 21.	33.	23 5		22	22	20	22,5	20	20	20	26	23	22	21
Le 22.	32 2.	24	23,5	22.5	22,5	22	23	20	20.5	20.5	25	24	23	21
Le 23.	31,5.	23,5	22,5	21	21	20,5	22,5	20	20.5	20.5	26	24	23	21
Moyenne des 7 jours.	32	23,7	22,8	21,8	21,7	21,5	22,4	20,6	20,5	20,5	25,5	23,2	21,8	20,7

La moyenne générale de la température de l'eau du Rhône, au sortir des onze fontaines ci-dessus, déduite de 76 observations, est de. . . . . 21°, 5.

Température des Eaux de source de la rive gauche de la Saône, observée le 23 juin 1839, sous une température atmosphérique de 27°, à 10 heures du matin, et de 30°, à 2 heures après-midi.

Sources de ROYE. 13

— de RONZIER 12,2

— d. FONTAINE 12

— de NEUVILLE 13

} Moyenne de la Température des eaux de source, dont la dérivation est projetée. . 12° 3

Suite du Tableau des Températures observées dans l'été 1839,

ENTRE 1 HEURE ET 5 HEURES APRÈS-MIDI.

Note. La chaleur de l'atmosphère, et par suite celle de l'eau du Rhône, ont été plus fortes d'un demi-degré, au mois de juillet, qu'au mois de juin.

ÉPOQUES DES OBSERVATIONS.	Air atmosphérique à l'ombre.	EAU DU RHÔNE.				
		Dans le courant.	A l'Hôtel-de-Ville.	A la place de la Fromagerie.	Rue des Auges.	Au nouveau Marché de la Martinière, où l'eau coule constamment.
MOIS DE JUILLET. Le 14.	33°	24°5	23°5	20°5		
Le 15.	34,5	23,5	23	21,5		
Le 16.	29,5	24,5	24	20,5		
Le 17.	33,7	24,5	23,2	20,5		
Le 18.	32,8	23	22,5	20,8		
Le 19.	31	24	23,7	21,3		
Le 20.	32,5	24,3	23,5	22		
Moyenne des 7 jours.	32,4	24,3	23,5	21		
MOIS D'AOUT. Le 1er.	25°	25	22,2	21	21	22°5
Le 2.	27,5	22,5	22,5	20,7	21	21,3
Le 3.	31	23,5	23	21	21°5	22
Le 4.	33	24	22,5	21	22	22,3
Le 5.	22,5	21,5	21,2	20,8	21,7	22,5
Moyenne des 5 jours.	28,4	22,9	22,2	20,9	21,4	22,1

D'après ces Tableaux, la moyenne de la température de l'eau du Rhône, dans le courant, déduite d'une série d'observations faites pendant un certain nombre de journées consécutives, a été, au mois de juin, de 23°,7, au mois de juillet, 24°,3, au mois d'août, de 22°,9, dont la moyenne, pour ces trois mois, est de 23°,6. Il en résulte que, pendant ces mêmes mois, il faudrait ôter un peu plus de *onze* degrés à l'eau du fleuve, pour la ramener aux conditions normales de température des eaux de source qui sont alors, en moyenne, à 12°,5.

Exposé de divers modes de fourniture d'eau, pratiqués
dans plusieurs villes de France.

NOTA. Cet exposé présente des détails, qu'on ne lira pas sans intérêt, et sur l'exactitude desquels on peut compter, attendu qu'ils ont été fournis par des ingénieurs ou des magistrats, actuellement en fonctions dans les villes dont il va être parlé.

VIENNE, ancienne capitale des Allobroges, devenue, sous la domination des Romains, une de leurs villes les plus importantes en deça des Alpes, jouissait déjà, grace à eux, d'une immense quantité d'eau potable, amenée par dérivation, avant les guerres de Jules César. Voici, à ce sujet, une description précieuse, qui se rapporte à ces temps reculés ; elle a été faite, sous le règne de Trajan, par le sénateur Trebonius Rufinus, décemvir de Vienne, où il était né, et dont il a écrit l'histoire (1)... « Quelques-uns des aqueducs « sont enfouis sous terre, pour que les eaux conservent leur fraî- « cheur ; mais ces eaux ne sont pas toutes de la même nature. Celles « de la meilleure qualité sont réservées pour les usages domestiques, « et sont considérées comme sacrées. D'autres sont destinées à im- « primer le mouvement à des appareils qui broient le blé, et à des « manufactures d'armes. D'autres enfin, alimentent des bains publics « et particuliers.... Il existe aussi, sous chaque rue, de vastes égouts, « dans lesquels viennent aboutir ceux des maisons particulières. Des « Ediles spéciaux sont chargés de veiller à l'entretien des aqueducs « et des égouts publics ; et les frais que cet entretien nécessite, sont « payés par une rétribution, assise sur chaque propriétaire de mai- « sons, à proportion du volume d'eau qui lui est concédé......»

(1) Cet ouvrage a été traduit par M. Mermet, également Viennois, et tout à la fois, aussi, historien et premier magistrat de sa ville natale.

Quelle différence entre l'état de nos villes, sous une civilisation, dont pourtant nous sommes si fiers, et celui de Vienne, cinquante ans avant Jésus-Christ!

Malgré cet ancien luxe hydraulique, la ville de Vienne n'avait, en dernier lieu, que six fontaines, dont une seule, celle de Saint-Gervais, fournissait de l'eau de bonne qualité. Vers le dixième siècle, les aqueducs avaient été détruits, dans l'intérieur de la ville; dès-lors on ne s'était plus occupé de leur entretien *extra-muros*. Plusieurs d'entr'eux, cachés sous le sol, étaient même ignorés; lorsqu'en 1820, une administration éclairée fit entreprendre des fouilles, à la suite desquelles, on s'assura qu'une longue étendue de galeries pouvait être utilisée, pour conduire de nouveau à Vienne quelques-unes des sources, que les Romains y avaient jadis amenées. Ces galeries se sont même trouvées en si bon état de conservation, que, dans un développement de 5,380 mètres qui a été nécessaire pour la dérivation renouvelée, il n'y a eu de construction à faire, que sur un espace de 220 m., c'est-à-dire sur la 25e partie. Les eaux ainsi ramenées, après 900 ans d'interruption de leur service, alimentent maintenant soixante fontaines publiques, et donnent environ 40 pouces fontainiers, soit chaque jour . . . . 60 à 65 *litres par habitant*.

VOIRON (dép. de l'Isère), reçoit, de temps immémorial, des eaux de source, qui sortent d'un coteau sablonneux, et se réunissent dans une citerne, à la faible distance de 259^m· du château d'eau. Des conduits de bois servaient autrefois à leur écoulement; mais depuis quinze ans, ils ont fait place à des tuyaux en fonte, qui amènent dans la ville, environ 18 pouces d'eau. . . . . 55 à 60 *lit. par hab.*

GRENOBLE, a dérivé, en 1825, au moyen d'une conduite en fonte d'une longueur de 5,220^m·, des eaux de source, dont la composition chimique ne présente pas 10 centigrammes de substances salines, par litre. Leur volume s'était réduit, dans l'enceinte de la ville, comme on le sait, par suite de la formation de tubercules ferrugineux dans les tuyaux de la conduite; mais on sait aussi, que ses concrétions sont complètement prévenues, par l'enduit de chaux hydraulique de MM. les ingénieurs Vicat et Gueymard ; et la ville de Grenoble recouvrera, dès-lors, quand elle voudra, tout le volume de l'eau débitée par les sources. La moyenne entre les quantités extrêmes est de 80 pouces environ . . . . 60 à 65 *lit. par hab.*

SAINT-ÉTIENNE, a depuis 15 ans, un service de distribution entretenu par l'eau du Furens, infiltrée dans la plaine de Champagne, près de ses bords, et amenée d'une distance de 1,259ᵐ. Cette eau, qui contient encore moins de substances salines en dissolution que l'eau de Grenoble, produit, comme cette dernière, des tubercules ferrugineux, dans les tuyaux de fonte de la conduite. Sa quantité est d'environ 40 pouces. . . . . 20 à 25 *lit. par hab.*

SAINT-CHAMOND (dép. de la Loire), a depuis 1826, pour alimenter ses fontaines, l'eau du Gier, infiltrée à travers le gravier, et recueillie au moyen de diverses tranchées, ouvertes dans les prairies voisines de ses rives. L'eau de cette rivière, qui, de même que le Furens, provient d'un sol primordial, et coule sur les masses granitiques du Pilat, produit aussi des concrétions dans les tuyaux de fonte, consacrés à sa distribution : ceux dont le diamètre n'était que de 0ᵐ 056 ont été remplacés, pour ce motif, au bout de six ou sept ans de service, par des tuyaux de plomb, qui ne présentent pas le même inconvénient. La quantité de cette eau, à laquelle se mêlent quelquefois, pendant les pluies, des eaux étrangères qui la troublent, est d'environ 15 pouces. 50 à 55 *l. par h.*

CLERMONT (dép. du Puy-de-Dôme), possède de belles eaux de source, provenant d'un terrain volcanique. Le service des eaux de cette ville remonte à une haute antiquité : sous l'empire de Dèce, en 250 de notre ère, il existait un aqueduc souterrain, formé de briques et de mastic, amenant dans la partie basse de la ville, le ruisseau de l'Estoupat ; cet aqueduc fut détruit, en l'an 534, par Thierry 1ᵉʳ, roi d'Austrasie. Au commencement du sixième siècle, on effectua une nouvelle dérivation, en se servant de tuyaux de bois, lesquels furent successivement remplacés, comme on va le voir. En 1515, on construisit un canal en pierre de taille, long de 700^m, depuis la grotte de Royat, où les sources sortent de diverses fissures d'une roche basaltique, jusqu'à Lussaut. A partir de ce point, on établit, en 1660, une série de tuyaux en pierre de taille de Volvic, perforées de 0^m 15 dans le milieu; cette conduite a 950^m de développement. Enfin, à la suite de ces tuyaux de pierre, dont il y a peu d'exemples ailleurs, on plaça, en 1752, une conduite en fonte, de 1,570^m. Total : 3,220^m. Dans toute l'étendue de la dérivation, il ne se forme aucune incrustation calcaire; on a remplacé quelques tuyaux en pierre de taille, lesquels étaient parfaitement nets. Mais l'intérieur des tuyaux de fonte est recouvert d'une couche d'oxide, d'environ 0^m 015 d'épaisseur, et en plusieurs endroits on a remarqué des concrétions tuberculeuses de la grosseur de 0^m 030 à 0^m 035. Le service est fait dans la ville, par des tuyaux de terre cuite et par d'autres en plomb; on n'a jamais reconnu, en les déplaçant, aucune trace d'incrustation calcaire dans leur intérieur, quelles que soient la composition et la disposition desdits tuyaux. A Clermont, de même qu'à Gênes, la possession d'une certaine quantité quotidienne de l'eau distribuée, s'achète et se transmet, comme un autre genre de propriété : en dernier lieu, un pouce fontainier acheté, le siècle passé, au prix de 5,000 fr., a été vendu, après avoir été divisé entre plusieurs personnes, 56,000 fr. Les sources de Royat, qui sont estivales, (c'est-à-dire plus abondantes en été qu'en hiver), donnent moyennement à Clermont, 75 pouces . . 50 à 55 *lit. par hab.*

NISMES, possède, pendant une partie de l'année, une véritable rivière, qui surgit dans son sein, mais qui malheureusement diminue beaucoup en été, et quelquefois même tarit tout-à-fait. C'est pour cela, que les Romains, par un magnifique travail, dont on admire les restes au pont du Gard, y avaient amené, d'assez loin, 3 à 4,000 pouces d'eau. Il est question, depuis quelque temps, d'y faire venir, non un pareil volume, mais la quantité d'eau potable nécessaire à la consommation des habitants, pendant la période des chaleurs.

MONTPELLIER, jouit, comme tout le monde le sait, et s'enorgueillit, d'un beau service d'excellentes eaux de source; elles furent dérivées de Saint-Clément, vers le milieu du siècle dernier, par un aqueduc généralement souterrain, mais en quelques points, élevé sur des arceaux, et long de 14,000^m. Une circonstance assez singulière à noter, c'est que le fond de cet aqueduc, ne forme pas un plan incliné, pour la pente nécessaire au mouvement de l'eau, mais une suite de plans horizontaux, ayant chacun 93^m 55 d'étendue, et étant chacun inférieur au précédent de 0^m 027 (1 pouce par 48 toises). La quantité de l'eau débitée par la source de Saint-Clément, est d'environ 100 pouces. . . . . 55 à 60 *lit. par hab.*

BÉZIERS, reçoit des eaux de rivière, élevées par une machine à vapeur, qui fonctionne 14 heures par jour, en été, et 12 heures seulement, en hiver, ce qui fournit moyennement 10 pouces. . . . . 12 à 14 *lit. par hab.*

NARBONNE, a un service d'eau extraite de la rivière et transportée à une hauteur de 20^m, par l'emploi de deux machines hydrauliques, mues par une chute de la rivière elle-même, et construites seulement en 1839. Le jeu des pompes est parfait; mais la qualité de l'eau est défectueuse, en ce que le filtre établi ne la clarifie nullement, lorsque la rivière est limoneuse. Des contestations existent à ce sujet, entre la ville et l'entrepreneur des travaux. Les machines ont été construites pour donner 100 pouces. 80 à 85 *l. par h.*

CARCASSONNE, reçoit de l'eau dérivée de la rivière de l'Aude, au moyen d'un aqueduc de 7,600^m, commencé en 1720, et terminé seulement 30 ans après. Cette eau distribuée dans la ville, par des tuyaux en grès, est plus ou moins limpide, suivant que l'Aude est elle-même claire ou bourbeuse, attendu que tout le limon ne peut se déposer, pendant le trajet de l'eau, dans la conduite. Depuis quelques années, on a essayé de remédier à cet inconvénient, par la construction de fossés couverts, pratiqués dans les graviers qui précèdent la prise d'eau. La quantité d'eau introduite dans l'aqueduc, et destinée en partie à l'irrigation des rues, varie selon les saisons et l'état de la rivière : en hiver on reçoit environ 400 pouces ; en supposant qu'on en obtienne la moitié pendant l'été, on aurait moyennement 300 pouces . . . . 3 à 400 *lit. par hab.*

TOULOUSE, doit son service d'eau à une circonstance honorable pour l'un de ses citoyens, c'est-à-dire au legs de 50,000 fr, fait à la ville, par M. Lagane, ancien capitoul, à la condition *d'y introduire, dix ans après sa mort, des eaux pures, claires, agréables à boire, provenant des fontaines voisines, ou, à leur défaut, de la Garonne.* Pour ne pas perdre cette somme, on se détermina, en 1817, faute de sources convenables, à entreprendre le creusement de galeries-filtres, dans un banc de gravier de la Garonne, et la construction de machines destinées à être mues par une chute de la rivière elle-même. Ces difficiles travaux ont été heureusement menés à terme, par les soins d'un des plus savants ingénieurs de France, M. D'Aubuisson. (Voy. dans le chap. VII de ce livre, plusieurs passages de son *Histoire de l'établissement des fontaines de Toulouse,* extraits des *Annales des ponts et chaussées.* — 2ᵉ semestre de 1838). Les appareils sont faits pour fournir 240 pouces. . — 65 à 70 *lit. par h.*

ANGOULÊME, reçoit depuis 4 ans, de l'eau provenant de la Charente, qui est distribuée dans la ville, par des tuyaux en fonte. La machine hydraulique, composée de deux corps de pompe, qui a été construite pour ce service, élève à un niveau de 75 ᵐ· environ 50 pouces. 35 à 40 *lit. par hab.*

ROANNE, possède un excellent service d'eau de source, établi, il y a une vingtaine d'années, par les soins de M. Popule, alors maire de la ville. Quant aux détails relatifs à l'origine et à la quantité de l'eau, au mode de conduite, etc., l'administration actuelle n'a pu, ou n'a voulu en donner aucun.

LONS-LE-SAUNIER, qui jouissait déjà, de temps immémorial, du produit d'une source, située à la distance d'un kilomètre, et débitant 12 à 15 pouces, a fait venir d'un autre point un peu plus éloigné, il y a douze ans, l'eau d'une source donnant 6 à 7 pouces. Total de l'eau dérivée : 20 pouces environ. . 40 à 45 *lit. par hab.*

DOLE (dép. du Jura), reçoit, depuis 5 ans, de l'eau extraite du Doubs, à l'aide d'une machine hydraulique, placée à la distance de 1200 m. de la ville, distance que l'eau parcourt dans des tuyaux de fonte. Pendant l'hiver rigoureux de 1853, l'abaissement de température de l'eau de la rivière, en produisant dans le métal avec lequel l'eau était en contact, un mouvement de contraction trop prononcé, a occasionné la rupture d'un certain nombre de tuyaux. La quantité du liquide transporté dans le bassin du château-d'eau, dont la capacité est d'un million de litres, s'élève à environ 10 p. . . . . 15 à 20 *lit. par hab.*

BESANÇON, n'a que quelques rares fontaines, dans la partie élevée de la ville. Mais on est au moment d'y exécuter un beau projet, formé par M. de Falletans, en 1681, et reproduit en dernier lieu, par M. Boudsot, ingénieur, à la demande des hommes éclairés composant le corps municipal ; il consiste à ramener à Besançon, les eaux de la magnifique source d'Arcier, distante de 10 kilomètres environ, que les Romains y avaient déjà fait venir par un aqueduc. Cette source fournira 140 pouces à un niveau de 20 m. plus élevé que celui du Doubs, à Besançon ; et cette ville n'aura rien à envier, dès-lors, à celles qui sont le mieux fournies de belles eaux.

GRAY (dép. de la Haute-Saône), a eu recours, en 1838, à l'emploi d'une machine à vapeur, de la force de dix chevaux, pour élever de l'eau de la Saône, infiltrée dans un terrain d'alluvion. La population n'est pas entièrement satisfaite de la qualité de cette eau, qui provient d'une rivière dont le cours est ordinairement très lent. La quantité distribuée dans la ville, par des tuyaux de fonte, est de 18 à 20 pouces. . . . . 40 à 45 *lit. par hab.*

CHAUMONT (dép. de la Haute-Marne), reçoit, depuis une dixaine d'années, de l'eau de rivière, qui est élevée mécaniquement, après avoir filtré dans un dépôt de gravier. La quantité est de 10 à 12 pouces. . . . . .30 à 35 *lit par hab.*

METZ, a joui, pendant la période romaine, de plus de 2,000 pouces d'eau, amenée par des aqueducs en maçonnerie, ayant un développement de 20 kilomètres, au moins. Actuellement, sa population reçoit le produit de deux sources, venant, l'une d'une distance de 2 kilomètres, l'autre de 6 kil. On a établi, pour la dérivation de ces sources, deux conduites en fonte, qui servent, la première, depuis 1718, la deuxième, depuis 1752 ; aucune des deux n'a été obstruée, par des concrétions quelconques, malgré un service de plus d'un siècle. Au produit de ces sources, débitant ensemble environ 15 pouces, on va joindre 30 p., provenant de nouvelles sources, acquises dans la commune du Sablon ; ce qui n'empêche pas l'administration éclairée de cette ville, de rechercher de nouveaux moyens d'irrigation. Provisoirement les sources dérivées de trois points différents, donneront 40 à 45 p. . . . . 20 à 25 *lit. par hab.*

PARIS, n'est pas très riche en distribution d'eaux potables : suivant un rapport officiel d'une commission d'ingénieurs du corps royal des ponts et chaussées, publié en 1819, il ne jouissait alors que de 417 pouces. On avait pensé, faire cesser cette pénurie, en achevant la construction du canal de dérivation de l'Ourcq ; mais depuis qu'il est terminé, la quantité de l'eau réellement potable, ne se trouve pas augmentée dans Paris, la population s'étant refusée à consommer, pour ses usages domestiques, l'eau de cette rivière, dont la qualité, ordinairement médiocre, est quelquefois très mauvaise. En attendant l'exécution des nouveaux projets auxquels songe le conseil général du département de la Seine, voici l'état détaillé, contenu dans le rapport dont il vient d'être parlé :

L'aqueduc d'Arcueil, dont la construction remonte à plusieurs siècles, et dont le développement, depuis les sources jusqu'à Paris, est de 12,953 m., tout en galerie, fournit. . *en eau de source* 50 p.

   Les prés Saint-Gervais, Belleville et Ménil-Montant. *Id.* 15

   La pompe Notre-Dame fournit, . . . *en eau de rivière* 48

   Pompes à vapeur de Chaillot et du Gros-Caillou . *Id.* . . 287

   Puisards et pompes sur les quais. . . . . . . *Id.* . . 17

Ce qui forme le nombre de 417 pouces, lesquels répartis entre les 700,000 habitants que comptait Paris, en 1819, donnaient un résultat, dont les proportions n'ont pas beaucoup changé, attendu que les réparations et additions, faites depuis lors, aux machines mues par la vapeur, soit à Chaillot, soit au Gros-Caillou, correspondent à l'accroissement de la population, — c'est à dire : 10 à 12 *lit. par h.*

LE HAVRE, reçoit, depuis plus d'un siècle, le produit de deux sources, dérivées par des tuyaux en poteries, l'une de Sainte-Adresse, l'autre de Trigauville, d'une distance d'environ 3 kilomètres, fournissant ensemble 44 à 45 pouces, qui sont la propriété de la ville. En outre, l'administration a loué, il y a six ou sept ans, à raison de 500 fr. le pouce fontainier, 30 pouces débités par la source de Graville, qui est une propriété particulière, située à la distance d'un kilomètre. L'eau de cette dernière source parcourt des tuyaux de fonte, pour se rendre dans les nouvelles fontaines, auxquelles elle a été consacrée. Total actuel : 75 pouces. — 40 a 45 *lit. par hab.*

En résumé,

Des détails qu'on vient de lire, il résulte ce qui suit :

1º Les concrétions tuberculeuses ne s'observent pas dans d'autres tuyaux que ceux de fonte, (voyez l'article relatif à Clermont) ; — et le phénomène de leur formation, qu'on peut raisonnablement attribuer à l'absence, ou à la petite quantité des sels calcaires dans l'eau, puisqu'un enduit de chaux hydraulique le prévient, a lieu indifféremment avec l'eau de source et avec l'eau de rivière. (Voyez d'une part, Clermont et Grenoble, de l'autre, Saint-Chamond et Saint-Étienne.)

2° Les seules plaintes qu'on trouve exprimées, en parcourant l'extrait des renseignements, transmis des villes nommées ci-dessus, se rapportent à quelques inconvénients inhérents à l'eau de rivière, tels sont: le défaut de limpidité et l'impuissance des moyens de filtration (voyez Carcassonne et Narbonne) ; — l'abaissement trop considérable de la température de l'eau en hiver, qui produit la contraction, et par suite la rupture des tuyaux métalliques , (voyez Dôle); — enfin la saveur désagréable, acquise par une eau long-temps exposée au contact de l'air et à l'action du soleil, (voyez Gray).

3° Aucune des villes mentionnées dans l'exposé précédent, et rappelées dans la récapitulation ci-après, ne possède d'établissement mécanique, ou de canal de dérivation, donnant, en un seul volume, une eau homogène, claire et potable, en quantité égale à la fourniture qui se prépare pour Lyon.

RÉCAPITULATION.	NOMBRE DE POUCES D'EAU POTABLE, distribués dans les villes ci-dessous nommées.		QUANTITÉ DE LITRES, par jour, et par habitant.		
Vienne	environ	40	60	à	65
Voiron	environ	18	55	à	60
Grenoble	moyennement	80	60	à	65
Saint-Étienne	moyennement	40	20	à	25
Saint-Chamond	environ	15	50	à	55
Clermont	moyennement	75	50	à	55
Montpellier	environ	100	55	à	60
Beziers	moyennement	10	12	à	14
Narbonne	en maximum	100	80	à	85
Carcassonne	moyennement	300	300	à	400
Toulouse	en maximum	240	65	à	70
Angoulême	environ	30	35	à	40
Lons-le-Saunier	environ	20	40	à	45
Dôle	environ	10	15	à	20
Gray	18 à	20	40	à	45
Chaumont	10 à	12	50	à	55
Metz	40 à	45	20	à	25
Le Havre	environ	75	40	à	45
Paris (En 1816, eau de source 65 — eau de rivière 53½ Surcroît depuis, idem 270	environ	687	10	à	12

TABLE GÉNÉRALE DES MATIÈRES

CONTENUES DANS CE VOLUME.

FIN DE LA TABLE.

POST-SCRIPTUM.

*Appendice aux relevés des quantités annuelles d'eau
pluviale, tombées sur trois points différents du
bassin du Rhône : à Genève, à Berzé-la-Ville,
près Mâcon, et à Marseille.*

Les tableaux des quantités annuelles d'eau pluviale,
qu'on a lus, pages 360 et suivantes, ont été recueillis
en 1838, à l'occasion des jaugeages opérés par
M. l'Ingénieur en chef des ponts-et-chaussées, et en
vue d'éclairer la question de savoir, quelle influence
les phénomènes météorologiques des années anté-
rieures avaient pu exercer sur les sources de nos
contrées; ils s'arrêtent, dès lors, à la fin de l'année
immédiatement précédente, de cette année 1837 qui
a été si remarquable par la rareté des pluies.

Je répéterai ici, que j'ai eu recours au rapprochement de ces relevés, provenant de Genève, de Berzé-
la-Ville et de Marseille, parce que des observations
hydrométriques du même genre n'avaient pas été
faites dans notre ville, depuis assez longtemps du
moins. J'ajouterai que, Lyon étant situé à peu près

intermédiairement, entre ces trois points du versant méditerranéen, et de plus, à un niveau au dessus de la surface de la mer (1) qui se trouve moyen, entre celui de Genève (2) et celui de Berzé-la-Ville (3), d'une part, et celui de Marseille, de l'autre, il est naturel d'admettre qu'il doit y tomber une quantité d'eau pluviale un peu moins forte que celle qui tombe dans les deux premières localités, et en même temps plus considérable que dans la dernière, mais avec des variations analogues, par suite d'influences communes. C'est, en effet, ce qui paraît résulter des observations faites à Lyon, pendant le peu de temps écoulé, depuis qu'un udomètre est établi à l'Observatoire de cette ville.

La plupart des lecteurs, après avoir pris connaissance des relevés dont il est question, auraient regretté, sans doute, de ne pouvoir suivre ces intéressants tableaux jusqu'à une époque plus récente, et de manquer par là des moyens d'observer, jusque dans l'année actuelle, la relation existante entre les eaux pluviales et les eaux qui coulent dans le sein de la terre. Mais, comme l'impression de ce livre ne s'est terminée qu'en 1840 , j'ai mis à profit cette circonstance, pour compléter, par un appendice, l'exposé des quantités annuelles d'eau plu-

(1) Le sol de la place Bellecour est élevé de 172 mètres au dessus du niveau de la Méditerranée.

(2) 375 mètres au dessus du même niveau.

(3) 356 mètres   idem.

viale, tombées sur trois points différents du versant méditerranéen. La pluie étant l'origine première de tous les cours d'eau, quels que soient leur volume et leur dénomination, fleuves ou ruisseaux, l'intérêt que présente cet appendice ne pouvait être négligé dans un ouvrage qui traite *des eaux de source et des eaux de rivière*. Cet intérêt, en effet, est de plus d'un genre : outre qu'il est commun à plusieurs branches des sciences physiques, il touche le propriétaire qui a des terres irrigables, comme l'industriel dont les usines ont un moteur hydraulique.

A l'époque où s'arrêtent les relevés précédents, et pendant le cours de l'année 1838, les esprits frappés des effets d'une période de sécheresse, commencée en 1832, dont on n'appréciait pas bien la cause, parce qu'on en ignorait le terme, se demandaient avec inquiétude, si quelque changement définitif n'était pas survenu dans l'ordre des phénomènes météorologiques de notre climat; si des déboisements ou desséchements considérables n'avaient pas produit les résultats qu'on remarquait, c'est-à-dire la disparition ou l'amoindrissement des sources situées dans des régions souterraines peu éloignées de la surface du sol, ou s'il fallait attribuer la diminution des eaux, dans les couches supérieures de l'écorce terrestre, au développement de l'agriculture, à l'extension de la population, etc. — Les années 1838 et 1839 sont venues donner la solution de ces questions, ainsi qu'on va le voir.

En ajoutant les deux dernières années (1838 et 1839) aux séries qui figurent dans les tableaux qu'on a lus précédemment, on a les résultats suivants :

La quantité moyenne d'eau pluviale tombée annuellement à Genève (dont le sol est à 375 mètres au dessus du niveau de la mer), a été, pendant les 56 dernières années, de . . . . 29 p. 9 l.

La quantité moyenne, tombée à Berzé-la-Ville, près Mâcon (localité qui est à 356 mètres au dessus du niveau de la mer), a été, pendant les 20 dernières années, de. . 31   9

La quantité moyenne tombée à Marseille, sur les bords de la Méditerranée, a été, pendant les 18 dernières années, de 17   5

Ce qui forme un total de 78 pouces 11 lignes, dont le tiers donne une moyenne annuelle générale de . . . . 26 p. 4 l.

Pendant la période de sécheresse de 1832 à 1837 inclusivement, la plus longue dont les habitants de nos contrées aient gardé le souvenir, la moyenne annuelle de ces 6 années, déduite, comme celle ci-dessus, des quantités réunies des trois localités déjà nommées, a été de   23   1 c'est-à-dire de 3 pouces 3 lignes ou d'*un huitième* plus faible que la moyenne annuelle générale. Ainsi, pendant six ans consécutifs, *il y a eu chaque année un déficit d'un huitième* dans la quantité des eaux pluviales, qui entretiennent les sources.

En 1837, la dernière année de cette période sèche (et celle qui a immédiatement précédé les jaugeages mentionnés dans ce livre), la quantité annuelle, calculée de la même manière, n'a été que de 19   5 Elle a été, par conséquent, inférieure à la moyenne annuelle générale de 7 pouces, ou d'*un quart* de la quantité d'eau de pluie, qui tombe moyennement par année.

C'est à la suite de cette année, dans l'automne de 1838, qu'a fini la période sèche et commencé une période contraire, qui paraît devoir compenser amplement les effets de la première. — La quantité tombée en 1838

a été , à Genève , de. 31 p. 21.
à Berzé-la-Ville , de 34   5   } 83 p. 8 l. , dont le tiers
à Marseille , de. . . 18   1   )   est de 27   11
quantité qui est de 8 pouces plus forte que celle de l'année précédente , et qui dépasse déjà la moyenne générale annuelle de 1 pouce 7 lignes , ou d'*un seizième*.

Enfin , la quantité de 1859 , calculée de même , a été , d'après les relevés détaillés qu'on va lire , de. 34   2 ce qui fait 7 p. 10 l. , *près du tiers* en sus de la moyenne générale annuelle et *presque le double de l'année* 1837.

Voici comment l'eau de pluie s'est répartie dans les douze mois de 1839 : — le lecteur remarquera que le dernier tiers de l'année est celui qui présente la plus grande abondance d'eau pluviale.

QUANTITÉS MENSUELLES D'EAU PLUVIALE.

1839.	GENÈVE.	BERZÉ.	MARSEILLE.
	mét.	mét.	mét.
Janvier.	0, 031,6	0, 039,9	0, 008,4
Février.	, 52,2	, 73,9	, 13,1
Mars.	, 89,7	, 53,8	, 68,4
Avril.	, 45,2	, 23,7	, 21,8
Mai.	, 79,1	, 48,9	, 19,1
Juin.	, 53,2	, 42,1	, 3,4
Juillet.	, 50,3	, 41,0	, 5,3
Août.	, 68,1	, 58,6	, 39,5
Septembre.	, 206,5	, 171,1	, 77,0
Octobre.	, 91,8	, 153,6	, 210,6
Novembre.	, 63,3	, 108,2	, 323,1
Décembre.	, 101,0	, 165,5	, 116,8
TOTAL ANNUEL.	mét. 0, 884, ou 32 p. 9 l.	mét. 0, 982,5 ou 36 p. 5 l.	mét. 0, 908,5 ou 33 p. 5 l.

La conséquence du retour à l'ordre ordinaire des phénomènes météorologiques de notre climat, a été telle qu'on pouvait la prévoir. Elle n'a point été immédiate pour les sources importantes, parce que celles-ci ayant leur point de départ ou leurs réservoirs, dans des régions souterraines plus ou moins éloignées de la surface du sol, il faut un temps assez long, qui paraît dans certaines localités n'être pas moindre d'une année, pour que les eaux pluviales puissent y parvenir, par un lent travail d'infiltration. La quantité tombée en 1838, laquelle a dépassé d'*un seizième* la moyenne annuelle générale, a produit son effet dans le courant de 1839 : au milieu de l'été, malgré la forte chaleur qui régnait alors, les ruisseaux provenant du plateau de la Bresse, sur lesquels la période de sécheresse avait eu de l'influence, ont commencé à couler avec plus d'abondance que dans les années précédentes; ce qui a fait dire aux meuniers établis sur ces ruisseaux, que leurs eaux étaient devenues plus *lourdes*. Vers la même époque, un effet analogue s'est fait remarquer sur les confins des départements de l'Isère et du Rhône, et donne lieu en ce moment à une réclamation assez singulière et toutefois fort sérieuse; voici à quelle occasion. Quand on a élevé, il y a trois ans environ, la nouvelle digue en terre, qui traverse le *Grand-Camp*, à peu près parallèlement à la rive gauche du Rhône, les sources qui surgissent au pied des *Balmes Viennoises*, territoire de Vaux-en-Velin, avaient à peu près cessé de couler, ou du moins leurs eaux étaient immédiatement absorbées par les terrains voisins, qu'une longue période de sécheresse en avait rendus très avides; et les ingénieurs dirigeant les travaux de terrassement de la digue, n'avaient nullement songé à assurer un écoulement à des eaux qu'ils n'avaient pas aperçues. Mais, dès le milieu de 1839, la fontaine de *la Glaire* et successivement toutes les autres sources de cette localité, étant revenues en abondance, et ne pouvant s'écouler comme autrefois dans le Rhône, à cause de la nouvelle digue qui leur interceptait le passage, leurs eaux menaçaient de convertir tout ce pays en marais, quand les propriétaires se sont adressés à M. l'ingénieur en chef des ponts-et-chaussées, pour obtenir, le long ou au travers de la digue, des canaux d'écoulement. A coup sûr, ces réclamations, si on n'y faisait pas droit immédiatement, ne pourraient que devenir beaucoup plus vives, quand l'effet de la grande quantité d'eau pluviale tombée à la fin de 1839, et infiltrée dans le sol, se fera sentir pendant le cours de l'année 1840.

En résumé, les détails qui précèdent mettent en évidence plusieurs faits.

Ils démontrent d'abord, que l'amoindrissement de certaines sources de nos contrées, tenait simplement et naturellement (comme cela a été indiqué au commencement de ce livre) à une diminution soutenue des eaux pluviales. — Mais ce déficit sera largement comblé par les quantités tombées en excédent pendant

les années 1838 et 1839, lesquelles ont dû complètement remplir tous les réservoirs souterrains qui
alimentent les sources. Un fait qui semble l'indiquer, c'est que les crues les plus fortes de nos rivières
ont eu lieu au mois de janvier dernier, quoique la
quantité de pluies tombées dans ce mois n'ait pas été
très considérable : la terre étant déjà saturée par
les eaux pluviales si abondantes des quatre mois
précédents, celles qui sont survenues en janvier
n'ont pu pénétrer dans le sol, et, après avoir couru
à sa surface, à l'état d'*eaux sauvages*, comme disent
les ingénieurs, ont enflé tous les ruisseaux et produit le débordement des rivières.

Ces mêmes détails démontrent encore, que les
sources susceptibles de variations étaient à leur maximum d'abaissement, ou, en d'autres termes, à leur
minimum de volume, dans l'été de 1838, quand
M. l'ingénieur en chef du département du Rhône a
procédé au jaugeage des cours d'eau de la rive gauche
de la Saône, dont il est fait mention dans ce livre

25 février 1840.

ERRATA.

Page 76, 1re ligne ; au lieu de Nyster, lisez : *Nysten.*

Page 138, 24e ligne ; au lieu de le galeries-filtres ; lisez : *les galeries-filtres.*

Page 198, 15e ligne ; au lieu de n'aie lieu, lisez : *n'ait lieu.*

Page 365, 20e ligne ; au lieu de sources de la Saône, lisez : *sources des bords de la Saône.*

Page 154, 9e ligne ; au lieu de sceaux, lisez : *seaux.*

Page 110, pag. 251 et suivantes, on trouve le mot *décrusage*, provenant du verbe *décruser*, qui est écrit dans quelques dictionnaires *décruer* et dans d'autres *décreuser*. L'orthographe adoptée dans ce livre est conforme à celle du Dictionnaire de Laveaux, celui de tous qui rapporte, de la manière la plus exacte, l'opération à laquelle s'applique ce mot. Voici sa version :

« *Décruser*, v. a. — Il se dit, en termes de teinturiers, d'une
« préparation qui précède la teinture, et qui consiste à cuire les
« soies avec de bon savon. »